Corazón sano

Corazón sano

Hábitos, alimentación y descanso para una vida larga y saludable

Magdalena Perelló

VERGARA

Papel certificado por el Forest Stewardship Council®

MIXTO
Papel | Apoyando la
silvicultura responsable
FSC
www.fsc.org
FSC® C117695

Penguin
Random House
Grupo Editorial

Primera edición: julio de 2025

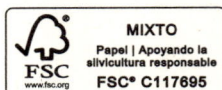

Printed in Spain – Impreso en España

ISBN: 978-84-10467-37-8
Depósito legal: B-6.484-2025

Compuesto en Llibresimes, S. L.

Impreso en Romanyà Valls, S. A.
Capellades (Barcelona)

VE 67378

A mi marido e hijos,
por su amor y apoyo incondicional.
A mis padres y hermanos,
por enseñarme el valor del esfuerzo con su ejemplo.
Y a mis pacientes, por recordarme cada día
el verdadero propósito de esta profesión

ÍNDICE

PRIMERA PARTE

Conoce tu corazón: cómo funciona y por qué enferma

SEGUNDA PARTE

Protege tu corazón: estrategias prácticas
para evitar la enfermedad

TERCERA PARTE

Cuida tu corazón: conviviendo con la enfermedad

Prólogo

El corazón que late en ti

El corazón es mucho más que un órgano que bombea sangre. Es el motor de nuestra vida, de nuestras emociones, un espejo que refleja nuestro bienestar. Late con cada sueño, con cada abrazo, con cada proyecto que aún nos queda por vivir. Pero también con las preocupaciones, el estrés y ciertos hábitos que, a lo largo del tiempo, pueden debilitarlo. Para muchos, el corazón se convierte en un símbolo de vida, pero también de temor. Nos preocupa el dolor, la pérdida, el miedo a lo desconocido. Y con razón.

Las enfermedades cardiovasculares son la principal causa de muerte prematura en el mundo. Y el impacto que tienen en nuestra vida y la de nuestras familias puede ser profundo y duradero.

Como cardióloga, he tenido el privilegio de acompañar a muchas personas en el viaje de entender y cuidar su corazón, y he aprendido que, aunque late igual para todos, cada historia que guarda es única. Pero, antes que médica, soy hija, esposa, madre, y también alguien que ha vivido, en carne propia, lo que significa perder la salud cardiovascular.

Déjame contarte una historia real. Había una vez una mujer fuerte como un roble, llena de vitalidad; de esas que nunca se quejan y siempre están dispuestas a ayudar. Pero, con el tiempo, su energía empezó a desvanecerse. Y un día algo cambió. Al principio fue un sutil cansancio, el no poder subir las escaleras con la misma facilidad. Luego, caminar rápido se convirtió en un gran desafío. Y, poco a poco, sus pies empezaron a hincharse. Sin querer, sin darse cuenta, ignoró las señales que su cuerpo le enviaba. Aquello que podría haberse evitado terminó en un episodio aún más grave: un ictus. Esta mujer era mi abuela y tras ese suceso todo cambió.

Fue un golpe que marcó profundamente mi vida y una experiencia que me enseñó una lección que jamás olvidaría. Entendí que el corazón puede fallar, pero que también podemos protegerlo si sabemos cómo. Prevenir antes de que eso suceda es la clave para evitar sufrimientos innecesarios. Y fue entonces, en medio de esa tristeza y ese dolor, cuando supe que quería ser cardióloga, para ayudar a otros a evitar ese destino y darles las herramientas para cuidar su corazón antes de que sea demasiado tarde.

Este libro nace de esa convicción y esa misma ilusión. Quiero compartir contigo no solo el conocimiento científico que he adquirido con los años, sino también las historias reales e inspiradoras de personas que he tenido la inmensa suerte de conocer y que han cambiado su destino cuidando su corazón. Y si estás aquí, sosteniendo este libro, es porque algo en ti ha despertado la inquietud de cuidar el corazón.

La pregunta clave es: ¿qué significa realmente «cuidar el corazón»? No solo se trata de evitar un infarto o controlar el colesterol; va más allá. Se trata de entender que cada elección cotidiana, desde lo que comemos hasta cómo gestionamos el estrés, influye en nuestro bienestar. Implica adoptar hábitos de vida que favorezcan su buen funcionamiento. Reducir aquellos factores que aumentan el riesgo de que enferme y tomar el control de aquello que podemos prevenir para vivir con más vitalidad, energía y sin miedo. Cuidar el corazón es también cultivar el equilibrio entre el cuerpo, la mente y las emociones, y abrazar un estilo de vida consciente que nos permita disfrutar más y con más plenitud. Porque no se trata de vivir más años, sino de vivirlos mejor y con más calidad.

Por tanto, sí, cuidar el corazón es un acto de amor hacia ti mismo. No se trata de renunciar a los placeres de la vida, sino de encontrar un equilibrio que llene tu vida de pensamientos, hábitos y acciones que lo fortalezcan. Y esto es algo que nos concierne a todos.

En la consulta, a menudo mis pacientes me preguntan: «¿Por qué a mí, doctora?». Y aunque cada caso es único, la respuesta suele ser compleja, pero también alentadora. No podemos cambiar nuestra genética ni detener el paso del tiempo; lo que sí podemos hacer es influir —y mucho— en la manera en que elegimos vivir cada día. Porque el corazón, aunque es fuerte, también es vulnerable a las consecuencias de una vida marcada por el estrés, el sedentarismo, el mal descanso o la alimentación desequilibrada. Y aquí radica el poder de la prevención.

A lo largo de estas páginas te acompañaré a descubrir cómo funciona tu corazón, qué factores pueden debilitarlo y cómo puedes evitarlos. Te hablaré de la ciencia más reciente, pero lo haré de una forma cercana, para que puedas aplicar lo aprendido sin esfuerzo. Encontrarás herramientas prácticas y consejos sencillos que te acompañarán en el día a día: desde cómo llevar una alimentación más saludable hasta cómo gestionar el estrés y potenciar tu actividad física. Porque cuidar el corazón no es una tarea difícil si sabes cómo hacerlo. Y para eso estoy yo aquí, para guiarte en este camino.

Este libro es para ti si deseas cuidar tu corazón, pero también si ya has vivido un episodio cardiovascular y quieres evitar que vuelva a repetirse. Sea cual sea tu punto de partida, lo más importante es el compromiso contigo mismo: el deseo de crecer, de mejorar y, sobre todo, de amar y cuidar lo que realmente importa. Porque cuidar tu corazón es, al fin y al cabo, cuidar tu vida. Y aquí estoy yo para ayudarte a conseguirlo.

¡Gracias por permitirme acompañarte en este viaje!

Introducción

Lo que este libro puede hacer por ti

¿Cuándo fue la última vez que pensaste en tu corazón? Y no, no me refiero en el sentido emocional, sino a este órgano que, día tras día, late por ti sin descanso para mantenerte vivo, para que puedas amar, trabajar y disfrutar de cada momento, de tu vida. Es fácil olvidarlo. Pasa desapercibido, trabajando en la sombra, sin pedir nada a cambio, hasta que un susto, una señal de alarma o la experiencia de alguien cercano nos recuerda lo esencial que es y, también, lo frágil que es la vida y nuestra salud cardiovascular.

Quizá conozcas a alguien que ha sufrido un infarto, o puede que tengas antecedentes familiares y te preguntes si te puede pasar a ti. La verdad es que, en el fondo, todos tenemos esta misma preocupación: ¿me puede ocurrir algo así a mí?, ¿estoy haciendo todo lo necesario para proteger mi corazón?

Este libro nace precisamente para responder a esas preguntas. Pero no lo hace desde el miedo, sino desde la esperanza; con el fuerte deseo de ofrecer respuestas claras, cercanas y basadas en la ciencia, y todo ello para que puedas vivir una vida más plena y saludable. Porque no solo se trata de vivir más, ¡sino de vivir mejor!

Te invito a descubrir, a través de las páginas de este libro, cómo puedes proteger y fortalecer tu corazón. Aquí encontrarás todo lo que necesitas saber, una guía accesible y práctica donde cada concepto médico está explicado con metáforas y analogías a la vida cotidiana, usando un lenguaje directo y fácilmente comprensible, sin tecnicismos.

De esta forma, el contenido está estructurado en tres partes. Primero conocerás cómo funciona tu corazón, qué lo fortalece y cómo se adapta; porque entender cómo funciona es el primer paso para valorarlo y cuidarlo. Posteriormente hablaremos de por qué enferma; exploraremos los factores de riesgo que, aunque parecen invisibles, actúan silenciosamente durante años. Pero no te preocupes, no quiero que te quedes solo con el diagnóstico; lo esencial es saber qué hacer, y realizar todo aquello que está en tus manos para controlar esos factores de riesgo y neutralizar su efecto. Después, en la segunda parte, exploraremos estrategias clave para proteger tu corazón y mantenerlo sano: desde la alimentación, pasando por el ejercicio, el sueño, el manejo del estrés y muchas otras herramientas que la ciencia ha demostrado que son eficaces. Y en la tercera parte te mostraré cómo convivir con una enfermedad cardiovascular: todo lo que puedes hacer y te puede ayudar a sobrellevarlo mejor, y a asumir la responsabilidad de tu salud, incluyendo la importancia de los chequeos.

Mi objetivo es que este libro sea una conversación entre tú y yo; que lo leas con tranquilidad, que subrayes lo que te resuene, te motive y te empodere. Y, sobre todo, una herramienta que te ayude a tomar el control de tu salud cardiovascular para que puedas dar pequeños pasos, pero firmes y significativos, que te permitan cambiar tu vida a mejor y para siempre. Encontrarás casos reales de personas que lograron cambiar su destino modificando sus hábitos; también, consejos sencillos para adoptar una alimentación cardioprotectora, e ideas para moverte más y para manejar el estrés. Y, por encima de todo, hallarás la motivación necesaria para creer que tú también puedes hacerlo, porque tu corazón es el eje de tu vida, de tus sueños, y merece que lo cuides.

Como dijo un sabio, nunca es demasiado tarde para empezar. Así que, si estás leyendo esto, ya has dado el primer paso: priorizar tu salud y tu vida.

¡Empecemos!

PRIMERA PARTE

CONOCE TU CORAZÓN: CÓMO FUNCIONA Y POR QUÉ ENFERMA

1

Qué es el corazón y cómo funciona

El caso de Antonio:

cuando la vida se detiene

A veces, la vida nos frena en seco. Así le ocurrió a Antonio, que llegó a mi consulta con el miedo reflejado en su rostro. Tenía cincuenta y cinco años y nunca imaginó que, un día cualquiera, una presión insoportable en el pecho, como si una losa lo aplastara, lo dejaría paralizado. «Nunca me había pasado algo así... Es como si algo estuviera a punto de romperse dentro de mí —me dijo con voz temblorosa—. Pensé que algo malo me iba a suceder, de repente todo mi mundo se detuvo». Fue, en ese preciso instante, cuando Antonio comprendió la importancia de su corazón. Y, por primera vez, pensó que dependía de ese pequeño órgano para seguir con vida.

¿Cuántos de nosotros hemos reflexionado de verdad sobre todo lo que hace nuestro corazón para mantenernos con vida? La mayoría lo damos por hecho sin cuestionárnoslo. Late sin descanso y nos acompaña en cada instante de nuestro día. Pero rara vez ocupa un lugar prioritario en nuestra mente. Hasta que algo ocurre y nos recuerda su fragilidad.

En realidad, el corazón es el motor que impulsa nuestra existencia; como el motor de un coche, sostiene el funcionamiento de todo nuestro organismo. Y, lo mismo que sucede con un coche, si ese motor falla, todo se detiene.

El corazón es el motor principal de tu cuerpo.

Trabaja sin descanso para mantenerte con vida.

Sin embargo,

rara vez le prestamos la atención

que merece.

El corazón no solo es una bomba muscular que impulsa la sangre; es el centro de nuestra vida, desde antes de nacer hasta nuestro último aliento.

Es fascinante pensar cómo algo tan pequeño, que apenas pesa unos 300 gramos, como un puño, sea capaz de latir unas 100.000 veces al día y bombear más de 7.500 litros de sangre a todo nuestro cuerpo. ¡Eso equivale a llenar tres piscinas olímpicas a lo largo de nuestra vida! Y no importa lo que estemos haciendo (ya sea descansando, trabajando o durmiendo), porque el corazón sigue su tarea bombeando sangre sin descanso.

Un dato curioso. El corazón empieza a latir alrededor del día 22 de gestación, cuando el embrión mide apenas unos milímetros. Es el primer órgano en formarse y el último en detenerse.

Se localiza en el centro del tórax, ligeramente inclinado hacia la izquierda, y está protegido por las costillas. Es una obra maestra, perfectamente diseñada para cumplir su función. Imagínalo como una casa de dos plantas. Las aurículas en el «piso superior» reciben la sangre, mientras que los ventrículos en el «piso inferior» la bombean con fuerza al resto del organismo. Las válvulas, como «puertas de seguridad» de la casa, aseguran que el flujo sanguíneo fluya en la dirección correcta, sin permitir que retroceda. Las arterias son como las «autopistas» que salen del corazón para transportar sangre oxigenada a todo el organismo y al pulmón, y es devuelta por las venas al corazón, iniciándose el ciclo de nuevo. Todo está diseñado para mantener la vida en movimiento.

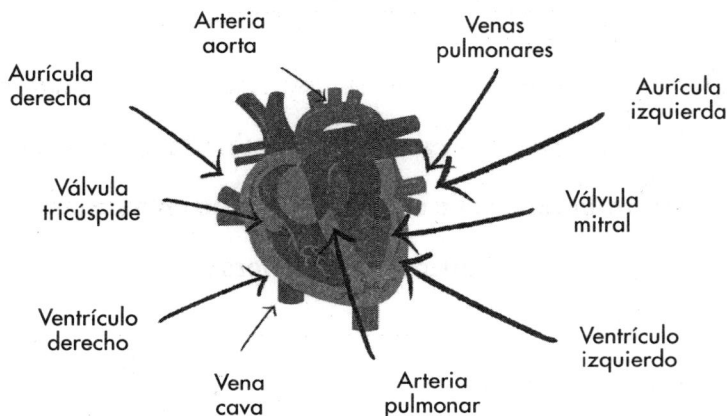

Figura 1. Anatomía básica del corazón humano (principales estructuras).

Sin duda, nuestro corazón es una «máquina» perfecta. Tiene su propio «compás», una melodía constante que marca el ritmo de la vida: la sístole, cuando el corazón se contrae para bombear sangre, y la diástole, cuando se relaja y se llena nuevamente. Este equilibrio es esencial para el correcto funcionamiento del corazón. ¿Y cómo se coordina todo esto? Pues el corazón tiene su propio sistema eléctrico. Es como un pequeño ordenador integrado, el marcapasos natural de este órgano. Este grupo de células ubicadas en la aurícula derecha conforman el llamado «nodo sinoauricular», que marca el ritmo de la melodía. Actúa igual que el director de una orquesta, enviando las señales eléctricas para que las cavidades del corazón se contraigan en el momento exacto del ciclo cardíaco. Todo ello perfectamente coordinado y sincronizado para que funcione como un reloj suizo.

Sin embargo, ¿qué pasa cuando este ritmo se altera?

El caso de Rosa:
el tambor sin control

Recuerdo a Rosa, una paciente que llegó a mi consulta con el rostro desencajado. «Doctora, siento que mi corazón va por libre —me dijo con preocupación—. Es como un tambor descontrolado en mi pecho, como si estuviera tocando una batucada». Su diagnóstico fue una leve arritmia. Le expliqué que era como si el sistema eléctrico de su corazón hubiera recibido «interferencias», como cuando los músicos de una orquesta tocan desafinados y sin seguir al director, cada uno por su cuenta; el resultado es un caos sonoro. Pues lo mismo ocurre en el corazón cuando su sistema eléctrico falla: el ritmo puede volverse irregular y causar síntomas como palpitaciones o mareos. Con unos simples ajustes, logramos corregirla y devolver la armonía a su corazón.

Pero, más allá de su función física, el corazón también tiene un significado emocional y cultural. Por un lado, es el símbolo del amor, el valor y la pasión; pero, por otro, también de la tristeza, el miedo y el estrés. Es, en definitiva, el reflejo de nuestras emociones.

Seguro que alguna vez lo has notado acelerado cuando estás nervioso o encogido cuando te dan una mala noticia. No es casualidad. El corazón y el cerebro están conectados por señales nerviosas y hormonales que hacen que nuestro estado emocional influya directamente en su funcionamiento, como veremos más adelante.

Y, al igual que un jardín, si lo descuidamos, las «malas hierbas» de las emociones negativas y los malos hábitos lo invaden, bloqueando su flujo natural. En cambio, si lo cuidamos con dedicación —nutriéndolo con alimentos saludables, pensamientos positivos y un estilo de vida equilibrado—, florece y nos llena de vida.

El corazón conecta lo físico y lo emocional: siente lo que tú sientes. La ciencia ha demostrado que el estrés y las emociones intensas pueden alterar su funcionamiento.

Siguiendo con el símil del coche, nuestro corazón también necesita un mantenimiento. No resulta una tarea complicada, pero sí requiere un compromiso diario con uno mismo. Se trata de modificar pequeñas acciones diarias como caminar más, dormir bien, reducir el estrés o evitar la comida ultraprocesada. Pero también hacer caso a las señales de nuestro cuerpo.

Cada día es una nueva oportunidad para fortalecer ese motor que nos permite seguir adelante.

El corazón, en definitiva, es mucho más que un órgano que late. Es un reflejo constante de nuestra fragilidad y fortaleza, de la conexión entre lo físico y lo emocional, y también de nuestra capacidad de cambiar para vivir mejor.

Con cada latido, nos da la oportunidad de cuidarlo y de cuidar de nosotros mismos. Y al hacerlo, nos regalamos más años de vida y, sobre todo, de mayor calidad.

Este es solo el principio del viaje para entender y proteger este órgano maravilloso. En el próximo capítulo exploraremos cómo el corazón y el sistema circulatorio trabajan conjuntamente para mantener el equilibrio y la salud.

Mensajes clave

- El corazón es el motor principal de tu cuerpo y trabaja sin descanso para mantenerte con vida.

- Entender cómo funciona tu corazón te ayuda a valorar su importancia.
- Pequeños hábitos diarios marcan una gran diferencia en tu salud cardiovascular.

2

Sistema circulatorio: el papel de los vasos sanguíneos

En nuestro organismo existe un sistema que actúa como una red de «autopistas y carreteras» conectando cada rincón del cuerpo. Es el sistema circulatorio. ¡Fascinante!

Se compone del corazón, los vasos sanguíneos (arterias, venas y capilares) y la sangre. Juntos trabajan como un equipo perfectamente sincronizado. Transportan todo lo necesario para la vida (oxígeno y nutrientes) a cada célula de nuestro organismo, mientras eliminan desechos y dióxido de carbono que nuestras células ya no necesitan. Sin esta red no podríamos sobrevivir ni un solo minuto.

El caso de Pepe:
las piernas hinchadas

Hace unos años, Pepe, un agricultor de cincuenta y ocho años, llegó a mi consulta preocupado porque sus piernas, según decía, estaban «hinchadas como dos botas». «Cada vez estoy más fatigado y mis piernas no responden como antes», me explicó. Al examinarle, comprobé cómo las venas de sus piernas eran visibles, formando una imagen «de araña», algo que él atribuía «a los años». Tras realizar unas pruebas, descubrimos que sus venas mostraban signos de deterioro inicial, una insuficiencia venosa. Esto dificultaba el retorno de la sangre al corazón. «Nunca imaginé que algo tan pequeño como una vena pudiera afectarme tanto», me dijo mientras se rascaba la cabeza con incredulidad. Su reacción me recordó lo invisible que resulta el sistema circulatorio para la mayoría de nosotros, a pesar de que es la red que sostiene nuestra vida.

Cada uno de los componentes de este sistema cumple una función específica e indispensable para el correcto funcionamiento del organismo.

Imagina tu cuerpo como una ciudad inmensa donde todo depende de una red de carreteras: el sistema circulatorio. El corazón, como el motor principal, bombea alrededor de 70 mililitros de sangre por latido. Es sorprendente su enorme trabajo: equivaldría a llenar una taza de café en menos de cinco latidos. Las arterias, como grandes autopistas, transportan la sangre oxigenada y llena de nutrientes desde el corazón hasta los órganos y tejidos. Su diseño es una perfecta obra de ingeniería: tiene gruesas paredes, pero elásticas para soportar la fuerza del bombeo cardíaco y adaptarse a los cambios en el flujo sanguíneo. Por otro lado, las venas trabajan en sentido contrario. Son las carreteras que devuelven la sangre cargada de dióxido de carbono y otros desechos al corazón. Están equipadas con pequeñas válvulas que funcionan como puertas de un solo sentido, evitando que la sangre retroceda. En las piernas cobran gran importancia ya que deben vencer la fuerza de la gravedad. Si estas válvulas se debilitan, aparece lo que conocemos como «insuficiencia venosa» o varices, un problema común en personas que pasan mucho tiempo de pie o sentadas. Pero también influye la genética y otras situaciones como el embarazo o el sobrepeso.

Las piernas hinchadas, la pesadez o la aparición de varices no son solo un problema estético; son señales de que nuestra red circulatoria necesita atención y cuidado.

El caso de Ana:
insuficiencia venosa

Ana, una profesora de cuarenta y cinco años, consultó porque notaba las piernas pesadas e hinchadas después de largas jornadas de pie. Tras una evaluación, descubrimos que tenía insuficiencia venosa: las válvulas de sus venas no funcionaban correctamente, lo que dificultaba el retorno de la sangre. Con ejercicio, medias de compresión y pequeños cambios en su rutina, mejoró mucho. Esto nos recuerda que, aunque las venas trabajen en segundo plano, son esenciales para nuestra salud.

En este sistema también encontramos los capilares, esos vasos, casi microscópicos, que unen arterias y venas. Son los caminos más estrechos donde ocurre el milagro de la vida: el intercambio de oxígeno y nutrientes entre la sangre y las células de los tejidos, que a su vez entregan dióxido de carbono y desechos para ser eliminados.

A pesar de su diminuto tamaño, forman una red que, si se extendiera, cubriría más de 100.000 kilómetros, suficiente para dar dos vueltas y media a la Tierra.

Pero ¿qué ocurre cuando este sistema empieza a fallar? Los problemas cardiovasculares no surgen de un día para otro; son el resultado de años de hábitos poco saludables.

El sistema circulatorio es una red que transporta vida a cada rincón del organismo, con el corazón como su motor principal. Los capilares, aunque diminutos, son esenciales para el intercambio de oxígeno y nutrientes con las células.

El caso de Carlos:
dilatación de la aorta

Un día Carlos vino a verme, algo preocupado, porque su presión arterial estaba más alta de lo normal. Aunque no se encontraba mal, una ecografía del corazón reveló cómo su arteria aorta (la más grande de todo el cuerpo y que sale del corazón) se estaba dilatando. «Nunca pensé que mi presión arterial pudiera estar dañando mis arterias», me dijo. Y es que muchas veces no somos conscientes de lo que ocurre en nuestro cuerpo. La hipertensión puede pasar desapercibida durante años, dañando silenciosamente las paredes arteriales.

En el caso de Carlos, bastaron algunos cambios en su alimentación, un poco más de ejercicio y un seguimiento adecuado para frenar el proceso y evitar complicaciones mayores.

En otras ocasiones, cuando estas estructuras empiezan a endurecerse surgen problemas como la aterosclerosis, el estrechamiento de los vasos sanguíneos.

Recuerdo que, cuando era estudiante de medicina, nuestro profesor de Anatomía nos mostró, por primera vez, una arteria sana y otra afectada de aterosclerosis. La diferencia era impactante: la arteria sana era como un tubo limpio, flexible y brillante, mientras que la otra estaba llena de placas de grasa adherida a sus paredes; parecía una tubería corroída, rígida y obstruida. En ese momento comprendí que no estamos diseñados para deteriorarnos tan rápido; somos nosotros quienes, con nuestras decisiones diarias, aceleramos ese proceso.

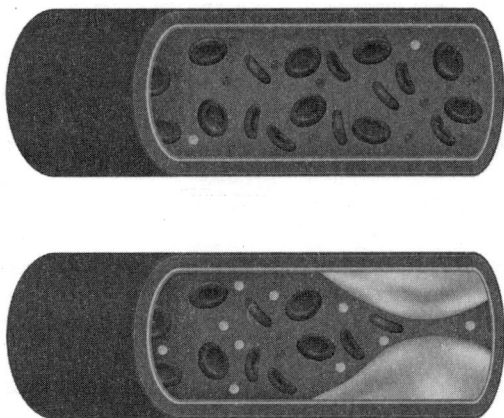

Figura 2. Comparación entre una arteria sana (arriba) y otra afectada de aterosclerosis (abajo). Se observa cómo la placa de ateroma (constituida por colesterol, grasa y detritus) en la pared arterial reduce el diámetro del vaso, dificultando el flujo sanguíneo y aumentando el riesgo de enfermedades cardiovasculares.

El caso de Marta:

la enfermedad del escaparate

Marta, una mujer de sesenta y siete años, me contaba que cada vez que iba de compras tenía que detenerse a descansar frente a un escaparate. «Me duelen las piernas cuando camino, pero si me paro, se me pasa», me explicó.

Tras examinarla, descubrimos que su problema no era muscular, sino circulatorio. Las arterias de sus piernas estaban parcialmente bloqueadas por depósitos que estrechaban su luz y reducían el flujo sanguíneo. Esto le causaba un dolor característico en los gemelos llamado «claudicación intermitente», que era como si sus músculos «se quejaran» por no recibir suficiente oxígeno durante el esfuerzo.

Le expliqué que la claudicación intermitente es uno de los primeros síntomas de una enfermedad arterial periférica y le propuse un plan de tratamiento combinado con ejercicio supervisado, cambios en la dieta y medicación. En unos meses, Marta logró caminar sin molestias y recuperó su calidad de vida.

El sistema circulatorio no descansa nunca, y cuando ejercitamos nuestro cuerpo, este trabajo se intensifica. Durante el ejercicio, el corazón late más rápido y con más fuerza, mejorando la elasticidad de las arterias y la eficiencia de los capilares. Estudios recientes apoyan estos datos y respaldan la idea de que la actividad física regular tiene un impacto significativo en la reducción del riesgo cardio-vascular. Es un pequeño esfuerzo que tiene un gran impacto en nuestra salud cardiovascular.

El caso de Juan:
su segunda oportunidad

Juan, un empresario de cincuenta años, sufrió un infarto hace dos años. Recuerdo que llegó a mi consulta con miedo y muchas preguntas. Tras recuperarse, se comprometió a caminar todos los días y a mejorar su dieta. Su esfuerzo no solo le devolvió la energía, sino que sus análisis mostraron una mejora notable en su salud cardiovascular. Juan siempre dice: «El corazón me dio un susto, pero también una segunda oportunidad».

Mantener tu sistema circulatorio sano no requiere de cambios extremos, sino de pequeños hábitos constantes:

hidratarte bien, mantener un peso saludable, moverte cada día y controlar la presión arterial y el colesterol. Son acciones simples que, sostenidas en el tiempo, tienen un gran impacto en tu salud y calidad de vida. Al final, estos vasos son los conductos que sostienen nuestra vida y, como cualquier carretera, necesitan un mantenimiento constante. La responsabilidad de cuidarlo está en tus manos.

Y ahora que entiendes cómo funciona tu sistema cardiovascular, es el momento de descubrir qué lo pone en peligro. En el próximo capítulo exploraremos por qué enfermamos y cuáles son las verdaderas causas de las enfermedades cardiovasculares.

Mensajes clave

- Los vasos sanguíneos son como una red de carreteras esenciales para transportar oxígeno y nutrientes a cada célula del organismo.

- Mantener una circulación saludable es fundamental para prevenir problemas graves de salud cardiovascular.

- La hidratación, el ejercicio regular y una dieta equilibrada son claves para mantener los vasos sanguíneos en buen estado.

3

¿Qué son las enfermedades cardiovasculares?

El caso de Marta:

el día que volvió a nacer

Marta, una profesora de cuarenta y cinco años y madre de dos hijos, llevaba una vida aparentemente saludable. No fumaba, no tenía sobrepeso y, aunque el estrés formaba parte de su rutina, nunca le prestó demasiada atención. Aquella tarde, en mitad de una clase, un dolor en el pecho le cortó la respiración. Se llevó la mano al esternón, pensando que sería ansiedad o una mala digestión. Pero la molestia no cedió. Minutos después, una ola de debilidad recorrió su cuerpo y, antes de que pudiera reaccionar, se desplomó ante la mirada atónita de sus alumnos. Cuando despertó, estaba en la cama de un hospital. Un infarto de miocardio había estado a punto de llevársela. «Nunca pensé que algo así me podría ocurrir a mí», me dijo tiempo después. Gracias a una intervención rápida logró superar el evento y volvió a nacer.

Las cifras hablan por sí solas. Las enfermedades cardiovasculares son la primera causa de muerte en el mundo. Según la Organización Mundial de la Salud (OMS), cada año fallecen por su causa más de 17,9 millones de personas, lo que representa un 32 por ciento de todas las muertes globales. En otras palabras, una de cada tres personas morirá por una enfermedad cardiovascular. Y no solo acortan vidas, sino que también generan discapacidad, dependencia y una reducción significativa en la calidad de vida.

No se trata solo de números, sino de historias: padres que no verán crecer a sus hijos, abuelos que ya no podrán jugar con sus nietos y personas que perderán su independencia de un día para otro.

Pero lo más impactante no es la cifra en sí, sino el hecho de que el 80 por ciento de estos casos podrían haberse evitado. Esto no es un destino inevitable. Es un proceso que se desarrolla a lo largo del tiempo y que, en la mayoría de los casos, podemos frenar o incluso revertir. Pero ¿qué significa exactamente tener una enfermedad cardiovascular?

Imagina que tu cuerpo es una gran ciudad. El corazón es el motor y las arterias son las autopistas y carreteras que llevan oxígeno y nutrientes a cada barrio, cada edificio y cada casa de esa ciudad. Cuando estas carreteras están en buen estado y despejadas, el tráfico fluye sin problemas. Pero con el tiempo, y debido a ciertos hábitos de vida, esas carreteras pueden empezar a deteriorarse; se forman grietas, desperfectos y aparecen atascos que, poco a poco, enlentecen el tránsito volviéndolo peligroso. Eso es exactamente lo que ocurre con las enfermedades cardiovasculares: un deterioro progresivo del sistema de transporte sanguíneo. Pero nuestro organismo es un todo, y como tal funciona: si las autopistas enferman, lo hacen a todos los niveles. De esta forma, si las arterias que llevan sangre al corazón se obstruyen, sobreviene un infarto de miocardio; si el problema ocurre en el cerebro, tenemos un infarto cerebral (ictus o derrame), y si es en las piernas, la circulación se ve comprometida y puede incluso derivar en amputaciones.

¿Qué hay detrás de este proceso? El problema central es el estrechamiento y la obstrucción de las arterias, y la principal responsable de ello es la formación de las denominadas «placas de ateroma».

Imagina que tus arterias son como las tuberías de casa: si se llenan de sedimentos o cal (placas de ateroma), el flujo de agua (sangre) disminuye, afectando al funcionamiento del sistema. Estas placas de ateroma, responsables del estrechamiento de las arterias, durante muchos años se creyó que eran por depósitos de colesterol que se iban pegando a las paredes de las arterias como si fueran pegotes de mantequilla en una sartén. Esta idea se basaba en los estudios de los años cincuenta, en los que las autopsias de pacientes fallecidos por infarto revelaron grandes depósitos de colesterol en sus arterias obstruidas.

Sin embargo, hoy sabemos que el proceso es mucho más complejo y que el colesterol, por sí solo, no explica completamente la enfermedad. La evidencia actual apunta a la inflamación crónica como el verdadero motor de la aterosclerosis. Se trata de un proceso silencioso que daña la pared de las arterias, facilitando la acumulación de grasa, células inmunes y tejido cicatricial. Es como si ante una lesión, daño, fisura o una pequeña grieta en estas autopistas, tu cuerpo intentara repararlo con un «parche» de células inmunes, colesterol y tejido cicatricial. No obstante, en lugar de «curar» la arteria, esos parches son desproporcionados y con el tiempo dan lugar a unas placas cada vez más grandes que endurecen la pared y terminan estrechando su luz. Lo peligroso de estas placas no es solo que reduzcan el flujo sanguíneo, sino que pueden romperse en cualquier momento. Cuando esto ocurre, el cuerpo reacciona intentando sellar la herida con un coágulo, como si fuese una costra en una herida abierta. Pero dentro de una arteria, ese coágulo puede obstruir completamente el flujo en cuestión de minutos, provocando que la sangre no pueda llegar al corazón o al cerebro; entonces el tejido empieza a morir porque deja de recibir oxígeno y sobreviene el infarto o ictus.

Muchos creen que las enfermedades cardiovasculares son simplemente «mala suerte», un duro golpe del destino o una cuestión de herencia genética. Con todo, aunque los genes predisponen, la realidad es que, en la mayoría de los casos, nuestro estilo de vida es el factor determinante. Y en la base de la enfermedad, la inflamación crónica, también conocida como inflamación sistémica o de bajo grado, es ese «fuego silencioso» que daña nuestras arterias sin que nos demos cuenta. Se alimenta de ciertos hábitos de vida y de todos aquellos factores que «inflaman» nuestras arterias. Todo ello contribuye al bloqueo y estrechamiento progresivo, perpetuando el proceso de la aterosclerosis y la enfermedad cardiovascular.

Hoy en día conocemos muchos de estos factores que aceleran este proceso; se les conoce como factores de riesgo cardiovascular, y muchos de ellos dependen directamente de nuestro estilo de vida.

La gran pregunta es: ¿se puede hacer algo? Si llevamos años acumulando placas en nuestras arterias, ¿es posible evitar un infarto o un ictus? La respuesta es un SÍ rotundo. El conocimiento y la prevención son nuestras herramientas más poderosas para proteger nuestro corazón.

Uno de los estudios más revolucionarios en cardiología fue el liderado por el doctor Dean Ornish en los años noventa. Su investigación demostró que cambios en el estilo de vida (alimentación basada en plantas, ejercicio moderado, reducción del estrés y apoyo emocional) no solo frenaban la progresión de la enfermedad coronaria, sino que lograban reducir parcialmente el tamaño de las placas de ateroma en pacientes con enfermedad coronaria.[1,2] Algo que hasta entonces se creía imposible: el daño en las arterias no solo se puede frenar, sino que, en algunos casos, se puede revertir. Este estudio marcó un hito y ha sido respaldado por múltiples investigaciones posteriores.

Como curiosidad, el doctor Ornish fue consultor médico del expresidente Bill Clinton y fue contratado por Hillary Clinton para asesorar a los chefs de la Casa Blanca y del Air Force One en la preparación de comidas más saludables para la familia presidencial. Bill Clinton se sometió a una cirugía de *bypass* coronario en 2004 y tras la oclusión de los injertos en 2010 adoptó el enfoque del doctor Ornish.

Hoy sabemos que el cuerpo tiene una capacidad asombrosa para regenerarse si le damos las condiciones adecuadas. Pero esto no significa abandonar los tratamientos médicos cuando son necesarios; significa comprender que nuestras decisiones diarias —lo que comemos, cuánto nos movemos, cómo gestionamos el estrés y la calidad de nuestro sueño— tienen un impacto directo en la salud de nuestro corazón. Pequeños cambios, sostenidos en el tiempo, pueden marcar la diferencia entre una vida llena de energía o una marcada por la enfermedad.

Como dice una de mis pacientes más queridas: «Prevenir es vivir». Y tiene mucha razón.

Ahora que sabemos qué son las enfermedades cardiovasculares y que no estamos indefensos ante ellas, en los siguientes capítulos exploraremos los factores que pueden dañar nuestras arterias y, lo más importante, cómo protegerlas para vivir más y mejor.

Mensajes clave

- Las enfermedades cardiovasculares son la primera causa de muerte en el mundo, pero el 80 por ciento de los casos son prevenibles.
- En la base de la formación de la placa de ateroma, según la teoría más apoyada por la comunidad científica, estaría la inflamación crónica o sistémica o de bajo grado.
- Las placas de ateroma pueden romperse y causar un infarto o un ictus en cuestión de minutos.
- No es mala suerte o el destino: la clave está en el estilo de vida.
- Nuestro cuerpo tiene una increíble capacidad de regeneración si le damos lo que necesita.

4

Factores de riesgo cardiovascular: los «enemigos» del corazón

El infarto que paralizó el mundo

Era una mañana cualquiera cuando Dwight D. Eisenhower, un hombre en plena madurez y aparentemente con buena salud, sufrió un infarto fulminante. Ese hombre era el presidente de Estados Unidos y su fallecimiento inesperado impactó al mundo. ¿Cómo era posible que un hombre en su posición, con acceso a los mejores médicos y recursos de su tiempo, sufriera un infarto? Y lo más importante, ¿se podría haber evitado?

Este acontecimiento marcó un punto de inflexión en la historia de la medicina y, por primera vez, las enfermedades cardiovasculares captaron la atención global.

Se empezó a investigar qué las causaba y, más importante aún, cómo podían prevenirse.

Las respuestas llegaron muchos años después a través de investigaciones científicas como el *Framingham Heart Study.* Estos estudios no solo nos ayudaron a entender por qué ocurrían las enfermedades del corazón, sino que también nos enseñaron cómo podemos evitarlas. De esta forma se identificaron los factores que aumentan este riesgo, conocidos como factores de riesgo cardiovascular, y sentaron las bases de la prevención cardiovascular moderna.

Los «enemigos» del corazón son los factores que aumentan significativamente el riesgo de desarrollar enfermedades cardiovasculares, los ya mencionados factores de riesgo cardiovascular. Actúan de forma silenciosa, sin descanso, erosionando la salud del corazón. Algunos son inevitables, como la edad, el sexo o la genética, pero la buena noticia es que la gran mayoría están bajo nuestro control y se pueden modificar o controlar. Hablamos del colesterol alto, la presión arterial alta, el tabaquismo y la diabetes. Estos son los factores de riesgo «clásicos» y los más estudiados.

Sin embargo, hoy en día conocemos muchos más, sobre los que también podemos intervenir, como por ejemplo la obesidad, el sedentarismo y el estrés crónico.

Este hallazgo transforma por completo nuestra visión: no nos estamos enfrentando a enemigos invisibles, sino a problemas identificables y, sobre todo, que se pueden controlar.

Es posible evitar el 80 por ciento de las enfermedades cardiovasculares con cambios en el estilo de vida.

El primer paso para proteger nuestro corazón es este: identificar los factores de riesgo para poder combatirlos. Sin embargo, estos no actúan solos, sino en conjunto, potenciándose entre sí y amplificando su efecto.

Un estudio publicado en *The Lancet* (revista médica de gran prestigio) conocido como «estudio INTER-HEART»[3] identificó nueve factores de riesgo modificables que explicaban más del 90 por ciento del riesgo de infarto a nivel mundial. Lo más llamativo del estudio fue que la presencia simultánea de varios factores de riesgo no solo tenía un efecto sumativo, sino que el riesgo aumentaba exponencialmente. Por eso no basta con controlar uno, hay que actuar sobre todos.

La historia de Jim Fixx

Jim Fixx fue un atleta y escritor que popularizó el *running* como estilo de vida saludable en los años setenta. Fixx corría maratones y se convirtió en un icono de la vida saludable, pero murió de un infarto fulminante a los cincuenta y dos años. ¿La razón? Aunque su actividad física era ejemplar, ignoró otros aspectos clave como su colesterol elevado y sus antecedentes familiares. Su caso es un reflejo de cómo los factores de riesgo no actúan de forma aislada. Se combinan, se potencian entre sí y, si no se controlan, pueden llevar a un desenlace fatal.

En ocasiones, cuando alguien cercano sufre un infarto o un ictus, lo vemos como algo inesperado, un evento súbito y aislado que aparece de la nada. Pero la realidad es muy distinta: estos episodios son solo la punta del iceberg, la parte visible de un problema que lleva años gestándose bajo la superficie. Debajo de esa punta, oculto, se encuentra el enorme bloque de hielo, silencioso pero poderoso: la acumulación de esos factores de riesgo y el verdadero origen del problema. A menudo no dan síntomas claros, «no duelen ni avisan», pero van dañando las arterias lentamente, como el agua que erosiona una roca o la cal que obstruye las tuberías de tu hogar. En este proceso, llamado «aterosclerosis», las arterias se estrechan y se endurecen de forma lenta, insidiosa y progresiva, durante años. Hasta que un día, de repente, una de estas placas se rompe y un coágulo ocluye completamente su luz. Allí emerge la punta del iceberg: ocurre el infarto o el ictus.

———————————

**Visualiza un iceberg flotando en el océano.
Lo que ves (el infarto o ictus) es solo una pequeña parte;
lo importante es lo que está oculto bajo el agua.**

———————————

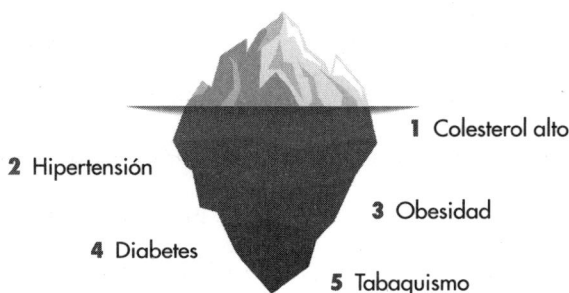

INFARTO
ICTUS
INSUFICIENCIA CARDÍACA

1 Colesterol alto

2 Hipertensión

3 Obesidad

4 Diabetes

5 Tabaquismo

Figura 3. El iceberg de las enfermedades cardiovasculares.

Detectar y manejar los factores de riesgo es como reducir esta base del iceberg, derretir el hielo bajo el agua. Pero, a diferencia del iceberg, que flota a la deriva sin control, tú aquí es donde tienes el poder: aunque no puedas cambiar tu edad o tu genética, puedes actuar sobre el resto, y cada acción cuenta: mejorar tu alimentación, reducir el estrés, dejar de fumar, hacer ejercicio... Todas estas pequeñas decisiones contribuyen a mantener a raya esos «enemigos» silenciosos y poderosos.

Quizá hasta ahora no te habías detenido a pensar en ello, pero estás en el momento perfecto para empezar. La prevención no solo protege tu corazón, sino que te regala más momentos para disfrutar de todo lo que hace que la vida valga la pena.

En los próximos capítulos aprenderemos cómo prevenir y enfrentarnos a estos «enemigos» con estrategias prácticas. Porque sí, el cuidado de tu corazón está en tus manos. ¡Y tu corazón merece lo mejor!

Mensajes clave

- Conocer los factores de riesgo es fundamental para prevenir enfermedades cardiovasculares.
- Aunque algunos factores son invariables, como la genética, el sexo o la edad, muchos otros están bajo tu control.
- Adoptando pequeños cambios en tus hábitos de vida se pueden evitar enfermedades cardiovasculares.

5

Hipertensión arterial:
el «asesino silencioso»

Lecciones de la historia:
el caso de Franklin D. Roosevelt

Franklin D. Roosevelt, uno de los presidentes más em-
blemáticos de Estados Unidos, falleció en 1945 a los
sesenta y tres años tras sufrir una hemorragia cerebral.
Durante mucho tiempo, su muerte fue atribuida a la vejez, hasta que, años después, se revelaron detalles de su
historial médico. Roosevelt sufría hipertensión severa,

con cifras extremas y alarmantes que alcanzaban los 250 mmhg. Pero en su época aún no se comprendía del todo la relación entre la hipertensión y las enfermedades cardiovasculares. No había tratamientos efectivos y tampoco el control de la presión arterial era una prioridad médica. Su fallecimiento marcó un antes y un después en cómo entendemos esta enfermedad, enseñándonos que no se trata solo de números elevados, sino de una amenaza que puede cambiar una vida en un instante.

La hipertensión arterial es una de las epidemias más silenciosas y letales de nuestro tiempo. Afecta a más de mil millones de personas en todo el mundo y es responsable de diez millones de muertes anuales, según datos recientes publicados en la revista *The Lancet*.[4] En España se estima que unos diez millones de personas viven con esta enfermedad, y tan solo algo más de tres millones están tratadas y controladas.[5]

Sin embargo, lo más alarmante es que casi la mitad de las personas que la padecen no lo saben. Y esto mismo la hace tan peligrosa: puede permanecer oculta durante años, avanzando sin mostrar síntomas evidentes, mientras va dañando órganos vitales como el corazón, el cerebro y los riñones. Hasta que un día golpea con toda su fuerza, y sin previo aviso, en forma de infarto, accidente cerebrovascular o insuficiencia renal.

Pero no todo es desalentador, la buena noticia es que podemos intervenir a tiempo.

Reducir la presión arterial tan solo 10 mmhg puede disminuir el riesgo de desarrollar una enfermedad cardiovascular hasta un 30 por ciento, según un estudio publicado en *The Lancet*.[6]

El caso de Ana:
cuando la hipertensión da la cara

Ana tenía cincuenta y dos años y nunca se había preocupado demasiado por su salud. «Yo estoy bien, no necesito ir al médico», decía siempre. Sin embargo, aquella noche, un fuerte dolor de cabeza, náuseas y visión borrosa la llevaron a urgencias. Su presión arterial marcaba 210/120 mmhg, un nivel crítico. El diagnóstico fue un *shock*. No tenía síntomas previos, pero la enfermedad ya llevaba años afectándola en silencio. Afortunadamente, con un tratamiento adecuado y cambios en su estilo de vida pudo estabilizarse y evitar un desenlace fatal.

Su historia nos enseña que la hipertensión no avisa, y cuando lo hace, a menudo el daño ya se ha producido, pudiendo cambiar nuestra vida en un instante y, lamentablemente, la de nuestras familias. Por eso a la hipertensión se la conoce como el «asesino silencioso».

¿Qué es realmente la hipertensión arterial? Explicarlo de forma sencilla no siempre es fácil. En la consulta suelo recurrir a una imagen que ayuda mucho a mis pacientes. Les digo que imaginen una manguera de jardín: si el agua fluye con demasiada presión, la manguera comienza a desgastarse, pierde flexibilidad e incluso puede romperse. Algo similar sucede con nuestras arterias: si la presión arterial se mantiene alta de forma persistente, las arterias se endurecen, se debilitan y se hacen más vulnerables a obstrucciones o roturas, y el corazón tiene que esforzarse más para bombear la sangre a través del sistema circulatorio. Esa sangre viaja con cierta presión, similar al agua que circula por una manguera, pero esa presión no es constante, cambia con cada latido. La presión se mide con dos valores: el primer número es la presión sistólica y el segundo, la presión diastólica. La primera representa la presión en las arterias cuando el corazón se contrae y bombea la sangre. Es como el momento en el que la bomba impulsa el agua con fuerza. Si este valor es demasiado alto, significa que el corazón está trabajando bajo mucha presión para hacer llegar la sangre a todo el cuerpo. Por su parte, la presión diastólica refleja la presión en las arterias cuando el corazón se relaja entre latidos. Es el momento de pausa, cuando la bomba deja de empujar, pero el agua sigue ejerciendo cierta presión sobre las paredes de la manguera. Si este valor es alto, indica que las arterias permanecen en tensión incluso en los momentos de descanso.

Los valores normales están por debajo de 120/80 mmhg. Si alcanzan o superan los 140/90 mmhg, hablamos de hipertensión. Y aunque a simple vista estos números pueden parecer abstractos, en realidad representan la línea invisible entre un corazón protegido y uno que camina sobre una cuerda floja.

Hace unas décadas, esta enfermedad se asociaba con la edad y el paso inevitable de los años. Pero cada vez es más frecuente en personas jóvenes y adolescentes. ¿Por qué ocurre esto? Vivimos en una sociedad que, sin darse cuenta, ha ido creando el escenario perfecto para esta epidemia silenciosa. Por un lado, la alimentación moderna (ultraprocesados, comida rápida y productos cargados de sal que favorecen la retención de líquidos y aumentan la presión arterial); por otro lado, el sedentarismo (muchas horas sentados, dejando que el cuerpo pierda su capacidad de autorregularse). Y luego está el estrés crónico, esa vida acelerada que llevamos como si estuviéramos en un constante estado de alerta que mantiene elevadas las hormonas del estrés (el cortisol es la principal) y daña nuestros vasos sanguíneos. A esto le sumamos el tabaquismo (que actúa como un ácido que corroe las arterias), el sobrepeso y obesidad (cada kilo extra obliga al corazón a trabajar más) y, en algunos casos, una predisposición genética (historia familiar de hipertensión) que, aunque no podamos cambiar, conocerla nos puede ayudar a tomar medidas a tiempo.

Con la experiencia he aprendido a explicar los conceptos con imágenes, porque así los pacientes lo visualizan y pueden comprenderlo mejor. Cuando les explico los efectos de la hipertensión, les pido que imaginen una gotera constante en el techo de su casa. Al principio parece inofensiva, no causa problemas evidentes, pero con el tiempo debilita la estructura, hasta que un día el techo se desploma. La hipertensión actúa de forma similar en nuestro organismo: afecta primero a los vasos sanguíneos más pequeños, como los del cerebro, el riñón o la retina, órganos muy sensibles a estos cambios de presión. Es la principal causa prevenible de accidentes cerebrovasculares (ictus y hemorragias cerebrales), un factor clave en la insuficiencia renal y una amenaza para la visión. Pero el órgano que más sufre es el corazón, que debe trabajar contra una resistencia constante. Con el tiempo, este sobreesfuerzo puede derivar en una insuficiencia cardíaca (fallo de bomba), un infarto o arritmias.

En la consulta a menudo escucho mitos y creencias que confunden a los pacientes. Creen, por ejemplo, que la hipertensión es un problema exclusivo de las personas mayores, o que, si no tienen síntomas, no están en riesgo. Pero la hipertensión no discrimina por edad y puede presentarse incluso en jóvenes, como hemos visto. Además, es una enfermedad que avanza silenciosamente, no duele ni avisa, hasta que un día da un golpe devastador.

Por eso es fundamental conocer nuestras cifras de presión arterial de forma regular, incluso si nos encontramos perfectamente bien. Entender nuestra salud y tomar medidas puede salvar vidas, empezando por la tuya. No se trata de grandes cambios, sino de pequeños pasos sostenidos en el tiempo. Por ejemplo, reducir el consumo de sal a menos de 5 gramos al día (máximo, una cucharadita) o aumentar el consumo de alimentos ricos en potasio, magnesio y fibra, como plátanos, espinacas, aguacates y legumbres; evitar los ultraprocesados, la comida rápida o precocinada. También ayuda moverse cada día, muchísimo; de hecho, el ejercicio moderado que combina fuerza es una de las medidas más efectivas para disminuir la presión arterial, consiguiendo una reducción de la presión sistólica de entre 11 y 13 mmhg, un efecto muy importante y comparable al de algunas pastillas que los médicos administramos. Y, sobre todo, en caso de obesidad, vigilar el peso; esta es la medida más efectiva para controlar la hipertensión: por cada kilo que pierdas, tu presión arterial puede bajar 1 mmhg. Asimismo, gestionar el estrés y cuidar el sueño es fundamental para regular las hormonas y el sistema nervioso que influyen en el control de la presión arterial. Y, por supuesto, si fumas, dejar de hacerlo, y limitar el consumo de alcohol. Todas estas medidas son poderosas y en conjunto pueden disminuir hasta 40 mmhg los valores de tu presión arterial, que es un valor muy significativo, marcando una gran diferencia en tu salud.

Quiero que entiendas que la hipertensión no es una sentencia, ni mucho menos una condena. Es un aviso y una llamada de atención que nos da la oportunidad de actuar. Cada uno de nosotros tiene el poder de controlar esas cifras y cuidar de su corazón. No se trata de obsesionarnos con ellas o de vivir con miedo, sino de entender que cada pequeño gesto cuenta.

Así como la hipertensión puede dañar nuestras arterias, otro protagonista juega un papel crucial en su deterioro: el colesterol. En el siguiente capítulo descubriremos qué es, cómo afecta a nuestro organismo y qué podemos hacer para mantenerlo a raya.

Mensajes clave

- A la hipertensión se la conoce como el «asesino silencioso» porque no suele dar síntomas, aunque puede llevar a complicaciones serias si no se controla adecuadamente.

- Uno de cada tres adultos tiene hipertensión, y la mitad de todos ellos no lo saben.

- La hipertensión es como tener una manguera de jardín que soporta constantemente una presión excesiva: se va desgastando, debilitando o endureciendo y, con el tiempo, puede obstruirse o romperse.

- Reducir la presión arterial 10 mmhg puede disminuir el riesgo cardiovascular en un 30 por ciento.

- El estilo de vida es clave: la alimentación, el ejercicio, el control del estrés, mantener un peso saludable y dejar de fumar son esenciales para el manejo y control de la hipertensión. En conjunto, estas medidas consiguen un efecto poderoso y significativo en el control de la presión arterial reduciéndola hasta 40 mmhg.

- La detección temprana y el control adecuado pueden salvar vidas.

6

Colesterol: ¿un «villano»?

Si te digo «colesterol», probablemente lo primero que venga a tu mente sea una alerta roja. Nos han enseñado a temerlo, a verlo como a un «villano» que tapona nuestras arterias y nos pone en riesgo de un infarto. Pero esta percepción no es del todo justa. Sin colesterol, simplemente no podríamos vivir. Esta molécula es esencial para nuestro cuerpo: es el ladrillo con el que construimos nuestras membranas celulares, la materia prima para fabricar hormonas como los estrógenos y la testosterona, e incluso el ingrediente clave para sintetizar la vitamina D y los ácidos biliares, fundamentales para digerir las grasas. En pocas palabras, es imprescindible para nuestra supervivencia.

Entonces, si el colesterol es tan importante, ¿por qué tiene tan mala fama? La respuesta no está en el colesterol en sí, sino en cómo se transporta por la sangre. El colesterol es una molécula que no puede desplazarse sola por la sangre, sino que necesita un transportador, un «vehículo», y estos vehículos son las lipoproteínas. Hay dos especialmente famosas: la LDL (*low-density lipoprotein* o lipoproteína de baja intensidad), conocida popularmente como «colesterol malo», y la HDL (*high-density lipoprotein* o lipoproteína de alta intensidad), el «colesterol bueno». Sin embargo, estas etiquetas de «bueno» y «malo» no son del todo exactas, sino una forma sencilla de explicar su papel en nuestra salud cardiovascular. En realidad, ambos son esenciales y los necesitamos para vivir. El problema aparece cuando sus niveles se desequilibran, aumentando el riesgo de enfermedades cardiovasculares.

El colesterol LDL (c-LDL) funciona como un «camión de reparto» que distribuye colesterol desde el hígado hacia los tejidos y todas las células que lo necesitan para su correcto funcionamiento. Es un trabajo imprescindible, pero el problema surge cuando hay demasiado c-LDL circulando: el camión va sobrecargado, demasiado lleno, y entonces parte de esa carga se derrama por la carretera y se acumula en las paredes de las arterias. Con el tiempo, estos restos (depósitos de colesterol) forman placas que estrechan y endurecen las arterias (la ya mencionada aterosclerosis), con lo que pueden obstruir el flujo sanguíneo y causar problemas.

En cambio, el c-HDL funciona como un «camión de limpieza» que recoge el colesterol sobrante de las arterias y lo devuelve al hígado para que sea eliminado o reutilizado. Cuanto más alto es el c-HDL, mejor y más protegido estás porque ayuda a mantener las arterias limpias y flexibles, reduciendo el riesgo de enfermedades cardiovasculares.

El colesterol en sí no es el problema; el equilibrio entre el c-LDL y el c-HDL es lo que realmente determina el riesgo de desarrollar una enfermedad cardiovascular.

Las investigaciones realizadas durante décadas establecen una relación clara entre los niveles elevados de c-LDL y el riesgo de enfermedades cardiovasculares. Además, se ha observado que en las placas de ateroma solo se encuentra c-LDL, nunca c-HDL. Esto se debe a que el c-LDL tiene afinidad con los componentes de la pared arterial, lo que facilita su acumulación. Asimismo, en estudios epidemiológicos y ensayos clínicos se ha demostrado que al reducir el c-LDL disminuye significativamente el riesgo de eventos cardíacos. Estas evidencias han llevado a la comunidad médica a adoptar el enfoque de «cuanto más bajo el c-LDL, mejor» especialmente en pacientes que ya han padecido un infarto.[7,8]

**Solo el c-LDL se encuentra en las placas de ateroma.
Reducirlo disminuye el riesgo de infarto.**

De esta forma, la simplificación de c-LDL en «malo» se debe a que el transportador LDL se asocia fuertemente con la enfermedad cardiovascular, y el c-HDL en «bueno» se debe a que un transportador HDL elevado se asocia con un buen estilo de vida y un efecto protector.

Sin embargo, la realidad es más compleja. Tenemos otras lipoproteínas, como la VLDL (*very low density lipoprotein* o lipoproteína de muy baja densidad), la IDL (*intermediate density lipoprotein* o lipoproteína de densidad intermedia) y quilomicrones que no solo transportan colesterol, sino también otras grasas como triglicéridos, micronutrientes y algunas vitaminas liposolubles. Además, las VLDL también se relacionan con la formación de la placa de ateroma. Por todo ello, hoy en día no solo se recomienda medir el c-LDL en un análisis, sino también el colesterol no HDL (c-No-HDL), que tiene en consideración estas partículas VLDL y es un parámetro más potente que el c-LDL para estratificar el riesgo cardiovascular.

Asimismo, el c-LDL no actúa solo. Su impacto en la salud depende también del entorno en el que circula. Y aquí entra en juego un actor muy poderoso: la inflamación crónica. Cuando el cuerpo está sometido a inflamación constante, como ocurre en la diabetes y la obesidad, las partículas de LDL sufren un proceso de oxidación y glicación (se transforma su estructura), y esto lo cambia todo. Las LDL oxidadas son más pequeñas y densas, con lo que penetran más fácilmente en la pared de las arterias, acelerando la formación de placas. A igualdad de colesterol en sangre, hay muchos camiones LDL pequeños, pegajosos y más dañinos. Este proceso explica por qué las personas con diabetes u obesidad tienen un riesgo mucho mayor de enfermedad cardiovascular, incluso con niveles de c-LDL normales. De hecho, para reflejar esta situación en un análisis, a menudo hay que solicitar la Apo-B, una molécula que forma parte de la estructura de algunos transportadores como la LDL, pero no la HDL. Si la Apo-B es alta, significa que hay muchos transportadores LDL, pero densos y pequeños, aunque el c-LDL sea normal. Y a veces también hay que usar los índices aterogénicos para poder desenmascarar una mala calidad del colesterol como la ratio colesterol total/c-HDL y triglicéridos/c-HDL.

La ciencia evoluciona, y cada vez sabemos más sobre cómo se forma la placa de ateroma causante de los infartos y los ictus. No obstante, aunque el c-LDL es importante y tiene un gran peso, no es el único actor involucrado.

El caso de María:
la herencia familiar

María, una mujer de cincuenta y dos años, llegó a mi consulta muy desconcertada. «No lo entiendo. No fumo, como sano, hago ejercicio... ¡y mi colesterol está altísimo!», me dijo sorprendida. Cuando revisamos su historia familiar, todo empezó a encajar: su padre había tenido un infarto a los cincuenta años; su abuelo había fallecido de un ataque al corazón a los sesenta, y varios de sus tíos tomaban medicación para reducir el colesterol desde jóvenes. María no tenía un problema de hábitos; tenía hipercolesterolemia familiar, una predisposición genética que afecta a 1 de cada 250 personas y que impide que su cuerpo elimine el colesterol de manera eficiente, acumulándose en las arterias. Su riesgo cardiovascular era elevado desde su nacimiento.

Aunque no podemos cambiar nuestra genética, sí podemos actuar para reducir su impacto. Con un tratamiento adecuado, cambios en el estilo de vida y un seguimiento constante, es posible reducir significativamente el riesgo cardiovascular.

La genética juega un papel crucial en el colesterol alto. No todo se reduce al estilo de vida.

Otra pieza del rompecabezas es la lipoproteína (a), o Lp(a), un marcador poco conocido pero clave. Es una variante del c-LDL, pero con un perfil aún más agresivo. A diferencia de este, el nivel de Lp(a) depende casi exclusivamente de la genética y no responde a cambios en la dieta o el ejercicio. Su peculiaridad es que no solo favorece la formación de placas en las arterias, sino que también puede aumentar la formación de coágulos, haciendo que los riesgos sean aún mayores. En la consulta suelo explicarlo usando el símil de la tubería que tiende a obstruirse más rápido de lo normal, sin importar lo limpio que mantengas el sistema.

La buena noticia es que cada vez sabemos más sobre esta molécula y cómo manejarla. Aunque en la actualidad aún no existen tratamientos específicos para reducirla, conocer su nivel es esencial, sobre todo si hay antecedentes familiares de infartos o ictus, ya que en estos casos es crucial lograr el buen control de los otros factores de riesgo (como el control de la presión arterial, el c-LDL y el tabaquismo) para la prevención de eventos cardiovasculares.

Además, sabemos que niveles elevados de Lp(a) aumentan el riesgo cardiovascular, incluso en personas con niveles normales de c-LDL.[9] En la actualidad, la Sociedad Europea de Cardiología la clasifica como un factor de riesgo independiente para la enfermedad cardiovascular, igual que el tabaquismo o la hipertensión.[10]

La lipoproteína(a) es un factor de riesgo hereditario independiente para la enfermedad cardiovascular. Detectarla a tiempo puede ayudar a implementar estrategias preventivas más precisas e idóneas.

La ciencia avanza a pasos agigantados en este campo, pero mientras llegan soluciones más específicas, hay muchas cosas que puedes hacer para cuidar tus arterias y reducir el impacto del colesterol en tu salud. Por ejemplo, tu alimentación es un pilar fundamental y tiene un impacto inmediato y directo sobre tus niveles de c-LDL. Puedes reducirlo en un 10-20 por ciento, especialmente si introduces alimentos específicos que lo bajan y reemplazas aquellos que no trabajan a tu favor.

Imagina tus arterias como una carretera: los alimentos ricos en fibra soluble, como la avena, las frutas o las legumbres, actúan como «barrenderos», ayudando a limpiar el exceso de colesterol antes de que se acumule. Reemplazar las grasas saturadas (como las de los embutidos, mantequilla y carnes rojas) por grasas más saludables como las del aguacate, los frutos secos o el aceite de oliva evita que más «arena» se derrame en la vía. Y los pescados grasos ricos en omega-3 como el salmón, la caballa o las sardinas, aunque no reducen directamente el c-LDL, son como un mantenimiento extra para el sistema, ayudando a controlar otros lípidos importantes como los triglicéridos.

Por otra parte, el ejercicio también juega un papel crucial, más que cualquier dieta. Moverse cada día puede aumentar tus niveles de c-HDL en un 5-10 por ciento. De hecho, es la estrategia más efectiva para lograrlo. Incluso una caminata diaria puede suponer una diferencia significativa.

Si presentas sobrepeso u obesidad, perder entre un 5 y un 10 por ciento del peso corporal puede mejorar el perfil lipídico (reduce el colesterol total y el c-LDL, aumenta el c-HDL y reduce los triglicéridos, que a menudo suelen estar elevados junto con el c-LDL).

Por otro lado, fumar daña las arterias, favorece la inflamación y también disminuye el c-HDL, por lo que evitarlo es crucial.

Y, por último, si tienes antecedentes familiares o tus niveles de colesterol están elevados, consulta a tu médico ya que los tratamientos actuales, como las estatinas y los nuevos fármacos biológicos, pueden ayudarte a controlarlo y a prevenir complicaciones.

Una reducción de solo 1 mmol/l (38,7 mg/dl) de c-LDL puede disminuir el riesgo de eventos cardiovasculares en un 22 por ciento, según un metaanálisis de *JAMA* de 2018.[11]

Por tanto, el colesterol y la inflamación son piezas clave del rompecabezas cardiovascular. Aun así, hay otra pieza fundamental que aún no hemos explorado: la diabetes. En el próximo capítulo descubriremos cómo este «dulce veneno» puede ser dañino y disparar el riesgo de enfermedad cardiovascular.

Mensajes clave

- El colesterol es imprescindible para la vida, pero es el desequilibrio en su transporte el que puede ser un problema.

- El exceso de c-LDL se acumula en las arterias y puede aumentar el riesgo de enfermedades cardiovasculares.

- No todos los casos de colesterol alto son consecuencia del estilo de vida; la genética juega un papel importante.

- La Lp(a) es un nuevo marcador de riesgo determinado genéticamente y a considerar, especialmente en casos de antecedentes familiares y enfermedad cardiovascular precoz.

- Cambios simples en tu estilo de vida (como una dieta apropiada y ejercicio regular) y, en ocasiones, combinados con un tratamiento farmacológico adecuado, pueden reducir significativamente el riesgo de enfermedades cardiovasculares.

7

Diabetes: el «dulce veneno»

Cada vez que un paciente me dice: «Pero si me encuentro bien, doctora. No noto nada», recuerdo este proverbio: hay enfermedades que gritan, que se hacen notar a través del dolor, la fiebre o la fatiga, exigiendo atención, y luego están otras, sigilosas, que trabajan en la sombra mientras seguimos con nuestra vida sin siquiera sospecharlo. La diabetes tipo 2 pertenece a esta última categoría. Es el «dulce veneno» que muchos llevan dentro sin saberlo. Un enemigo silencioso que, sin hacer ruido, va debilitando el corazón, las arterias y los órganos vitales.

El caso de Marta:
la sorpresa del diagnóstico

Marta, de cincuenta y cinco años, llegó a mi consulta con un semblante serio. «No puede ser, no tengo ningún síntoma ni nada de dolor», me decía, mirando sus análisis con el ceño fruncido. No era la primera vez que veía esa reacción. Como tantas personas, Marta asociaba la enfermedad con el dolor, con síntomas evidentes de que algo no funcionaba bien. Pero la diabetes no avisa. Actúa en silencio, dañando las arterias sin que nos demos cuenta, endureciéndolas y acelerando su envejecimiento. Es como una tubería aparentemente perfecta, pero llena de residuos. El «agua sucia», como la glucosa alta, va dañando la tubería y, con el tiempo, erosiona su estructura. Vi cómo su expresión pasaba de la sorpresa al escepticismo y, finalmente, a la determinación. Había comprendido que la diabetes no se trata solo de cifras, sino de algo que podía afectar silenciosamente a su corazón, su cerebro y su calidad de vida.

Las cifras son alarmantes: más de 537 millones de personas en el mundo viven con diabetes, lo que equivale a una de cada diez personas, y lo más preocupante es que casi la mitad no lo saben (Federación Internacional de Diabetes, 2021).[12]

La mayoría de ellas padecen diabetes tipo 2, una enfermedad estrechamente ligada a nuestro estilo de vida moderno: alimentación poco saludable, obesidad y sedentarismo. En esta enfermedad, la insulina (hormona encargada de introducir la glucosa en las células para que obtengan energía) empieza a fallar. O el cuerpo no la usa correctamente (resistencia a la insulina) o no produce suficiente cantidad. Como resultado, la glucosa se acumula en la sangre, convirtiéndose en un río desbordado que lo erosiona todo a su paso.

———————————

La glucosa elevada produce un desgaste acelerado de las arterias. Actúa como una lluvia constante sobre una roca: no se ve, no duele, pero la desgasta poco a poco y día tras día.

———————————

La American Heart Association (2023) estima que el riesgo de sufrir un infarto o un ictus es de dos a cuatro veces mayor en personas con diabetes. Las arterias, que deberían ser flexibles y facilitar el flujo de sangre, comienzan a endurecerse. Se vuelven rígidas y es como si envejecieran antes de tiempo: la glucosa alta acelera la formación de placas de ateroma al dañar el endotelio (la capa interna de las arterias), promoviendo la inflamación, lo que aumenta el riesgo de infarto e ictus.

El caso de Juan:
un infarto sin aviso

Juan, un hombre de setenta y tres años, acudió a urgencias por una quemadura en el pie. Se había quedado dormido con el pie apoyado en un brasero y solo el olor a quemado lo despertó. ¿El problema? No sentía dolor. Juan tenía diabetes desde hacía más de veinte años, pero nunca se lo había tomado demasia-

---

do en serio. «Siempre pensé que la diabetes no era tan grave. Simplemente evitaba los dulces y ya está, ¿no?», me dijo.

Pero la diabetes no solo afecta a las arterias. También daña los nervios, provocando una pérdida de sensibilidad (neuropatía diabética), lo que aumenta el riesgo de lesiones y heridas que no cicatrizan bien o tardan más en hacerlo. Y, en casos extremos, lleva a amputaciones.

Lo peor vino después: su electrocardiograma mostró que había sufrido un infarto silencioso, de esos que ocurren sin dolor y solo se descubren cuando el corazón ya ha sufrido daños irreparables. Juan no solo había perdido la sensibilidad en los pies, también había perdido la capacidad de sentir el dolor de un ataque al corazón. Por desgracia, la historia de Juan no es una excepción. La diabetes no solo daña las arterias del corazón; también afecta a los ojos, los riñones y los nervios, dejando huellas irreparables si no se actúa a tiempo. Y este es el verdadero peligro de la diabetes, que actúa sin avisar, sin dar la cara, por lo que muchos desconocen la patología hasta que realmente ocurre un problema grave.

La diabetes genera un estado de inflamación crónica en el cuerpo, como un incendio en el bosque que arde lentamente sin que lo veamos, consumiendo poco a poco las estructuras, sin dar señales evidentes y que jamás se apaga. Este proceso acelera el envejecimiento de las arterias y el daño cardiovascular, haciendo que las placas de ateroma crezcan más rápido y que las arterias se estrechen aún más.[13,14]

En muchos casos se combina con otros factores como hipertensión, colesterol elevado y obesidad, actuando como una «tormenta perfecta» que amplifica el daño cardiovascular duplicando o triplicando el riesgo de enfermedad cardiovascular. Es como encender varias mechas al mismo tiempo en un polvorín: el daño es mucho mayor cuando actúan juntos, potenciándose mutuamente.

En la consulta siempre insisto en lo mismo: la diabetes

tipo 2 no es una condena, pero es imprescindible detectarla a tiempo. Para ello, basta con un sencillo análisis de sangre que mida la glucosa en ayunas y la hemoglobina glicosilada, un parámetro que refleja los niveles medios de glucosa en los últimos tres meses. Si aparece una cifra elevada, no significa que todo esté perdido. De hecho, en las fases iniciales, aplicando una serie de cambios en el estilo de vida, es posible revertir esta situación. La alimentación, el ejercicio físico, la gestión del estrés y un descanso adecuado son herramientas poderosas que, si se utilizan de forma constante, pueden frenar el avance de la enfermedad e incluso revertirla en las fases iniciales.

La diabetes no es una condena, es una oportunidad para priorizar tu salud y tomar el control de tu vida.

La diabetes tipo 2 no aparece de un día para otro. Se gesta durante años, alimentada por pequeños hábitos que, día a día, afectan a nuestro metabolismo. Pero del mismo modo que se origina, puede prevenirse. No se trata de hacer dietas estrictas o de vivir con miedo, sino de aprender a elegir mejor. Por ejemplo, es preciso optar por alimentos reales como verduras, legumbres y cereales integrales, en lugar de ultraprocesados cargados de azúcares y harinas refinadas; asimismo, incorporar el ejercicio físico, como caminar 30 minutos al día, es otro gran paso que aumenta la sensibilidad a la insulina y protege nuestras arterias. La obesidad es el factor que más predispone a desarrollar diabetes, por lo que, si existe, la pérdida entre un 5 y un 10 por ciento del peso corporal ya reduce significativamente el riesgo de desarrollarla. También es importante prestar atención a dos factores que a menudo pasamos por alto: el sueño y el estrés. Dormir poco o vivir en un estado constante de ansiedad y estrés altera el metabolismo y el equilibrio hormonal, favoreciendo la resistencia a la insulina. Son, en definitiva, dos piezas clave en el puzle metabólico que no podemos ignorar. Por este motivo, cuidar de nuestro descanso y aprender a desconectar es una inversión directa en la salud cardiovascular.

La diabetes es, en realidad, una invitación a cuidar de uno mismo. No se trata de vivir con prohibiciones, sino de hacer elecciones conscientes, porque cada pequeño cambio que hacemos hoy es un regalo para nuestro corazón mañana.

Y recuerda: el verdadero problema no es el diagnóstico, sino la indiferencia ante él.

Como hemos visto, un factor que actúa como un poderoso desencadenante de la diabetes y las enfermedades cardiovasculares es el exceso de peso. En el próximo capítulo nos adentraremos en el complejo mundo de la obesidad, esa otra epidemia silenciosa que afecta a millones de personas y que, al igual que la diabetes, no siempre se ve, pero siempre deja huella en nuestro organismo.

Mensajes clave

- La diabetes tipo 2 es silenciosa pero devastadora. Muchas personas no saben que la tienen hasta que ya ha dañado sus arterias.

- La glucosa alta es como un «dulce veneno»: no duele, pero desgasta las arterias, las endurece y acelera su envejecimiento.
- La detección temprana es clave. Se necesita para ello un simple análisis de sangre.
- La diabetes tipo 2, la más común en el mundo, está estrechamente relacionada con nuestro estilo de vida. Se puede prevenir y controlar con una alimentación equilibrada, ejercicio regular, control del peso, gestión del estrés y un buen descanso.

8

Obesidad: más que un problema de peso

El caso de Elena:

más allá de los kilos

Recuerdo perfectamente a Elena. Entró en mi consulta con la mirada apagada y los ojos humedecidos. Tenía cuarenta y cinco años y llevaba meses sintiéndose atrapada. «Doctora, sé que tengo que perder peso, pero no sé por dónde empezar. Como por estrés, no tengo tiempo para moverme, y cada día me siento peor». Sus palabras resonaron en mí, porque no era la primera vez, ni sería la última, que escuchaba esta lucha interna en alguno de mis pacientes. Elena no era solo una mujer con sobrepeso; era una mujer agotada, física y emocionalmente.

Como ella, millones de personas lidian con esta lucha diaria con el peso, viviendo atrapadas en un ciclo que parece no tener fin. Pero la obesidad no es solo un número en la báscula o una cuestión de apariencia; es un reflejo de nuestra salud global.

La obesidad no es solo un problema estético, sino una enfermedad crónica que afecta a todo el organismo, y especialmente al corazón.

No aparece de la noche a la mañana. Es el resultado de múltiples factores que se entrelazan mutuamente: hábitos, genética, emociones y entornos que condicionan nuestras elecciones diarias. Comprender esta realidad es el primer paso para afrontar el problema con las herramientas adecuadas.

Siempre les explico a mis pacientes que su corazón es como el motor de un coche. Si sobrecargamos el motor con un peso excesivo, lo forzamos y acortamos su vida útil. Con cada kilo de más, el corazón debe bombear sangre con mayor esfuerzo, trabajando al límite, lo que aumenta el riesgo de insuficiencia cardíaca y otros problemas cardiovasculares.[15] Además, las arterias soportan más presión y el cuerpo sufre una inflamación silenciosa que, poco a poco, va deteriorando el sistema cardiovascular.[16] Es como si cada kilo extra añadiera un ladrillo invisible a la mochila de tu corazón, haciéndolo más pesado y vulnerable.

El caso de Juan:
la grasa visceral

Recuerdo también a Juan, un paciente de cincuenta años que venía a la consulta con frecuencia. Solía bromear diciendo que su barriga era un «almacén de recuerdos culinarios». Pero detrás de esas risas se escondía fatiga, dolores articulares y un riesgo cardiovascular que no podía seguir ignorando.

Hay algo que muchos desconocen: no toda la grasa es igual. La grasa visceral, esa que se acumula en el abdomen rodeando órganos vitales como el hígado o el corazón, es la más peligrosa. A diferencia de la grasa subcutánea, que se localiza bajo la piel, la grasa visceral es metabólicamente activa: libera sustancias inflamatorias que alteran el equilibrio hormonal, favorecen la resistencia a la insulina y aceleran la aterosclerosis.

El doctor Michael Jensen, endocrinólogo de la Clínica

Mayo, lo describe así: «La grasa visceral no es inerte; es como un órgano metabólicamente activo, una fábrica, que produce toxinas que, con el tiempo, dañan los órganos internos».

La grasa visceral es especialmente peligrosa: actúa como un órgano metabólicamente activo que produce inflamación y toxinas, dañando el cuerpo por dentro.

Esa fábrica silenciosa es uno de los principales motores de la inflamación crónica, un trastorno que daña las arterias, acelera la formación de placas de colesterol y aumenta el riesgo de infartos, ictus y muerte prematura.

Y por si esto fuera poco, la obesidad no suele presentarse sola. Se asocia, a menudo, con diabetes tipo 2, colesterol elevado y sedentarismo, lo que forma un círculo vicioso que aumenta exponencialmente el riesgo cardiovascular. Por cada kilo extra en «la mochila», más carga sobre tu corazón y mayor desgaste, creando un efecto en cascada: cada factor de riesgo refuerza al otro, acelerando el daño arterial.[17]

Pero ¿cómo saber si el peso ya está afectando a nuestra salud? Aunque el peso corporal es una referencia, no es el mejor indicador. Existen herramientas más precisas, como el índice de masa corporal (IMC), útil pero no perfecto, y sobre todo la circunferencia abdominal (si es superior a 88 cm en mujeres y 102 cm en hombres es una clara señal de alarma) y la composición corporal (el porcentaje de grasa corporal medido en una báscula de bioimpedancia).

Pero insisto: no nos obsesionemos con los números de la báscula. Lo importante no es el peso, sino su impacto en nuestra salud y entender qué está ocurriendo realmente en nuestro cuerpo. Cuando explico esto en la consulta, suelo hacer una pausa y mirar a los ojos de mis pacientes: «No eres solo un número. Lo que importa es cómo se encuentra tu cuerpo y cómo podemos ayudarlo a funcionar mejor».

El peso no define tu valor como persona, pero sí puede ser un reflejo de cómo está tu salud.

Más allá del impacto físico en nuestra salud, la obesidad también afecta a nuestra energía y emociones, dejando cicatrices en la autoestima. Para muchos, la comida se convierte en un refugio, un consuelo o una vía de escape. Pero ese alivio momentáneo alimenta un círculo vicioso de culpa, frustración y aislamiento, y arrastra con él inseguridades, ansiedad y depresión.

Elena me confesó que muchas noches de estrés terminaba comiendo de manera compulsiva. «Sé que me hago daño, pero es lo único que me calma». Y esa frase me recordó que abordar la obesidad es complejo: no es solo cuestión de comer menos y moverse más; es entender qué nos lleva a esas elecciones y cómo podemos cambiar la relación que hemos forjado con la comida.

**Y es que la lucha contra el sobrepeso no se gana
con dietas restrictivas y extremas, sino con un cambio
de enfoque y de mentalidad: la clave está
en nuestros hábitos.**

Varios estudios han mostrado que perder solo un 5-10 por ciento del peso corporal ya reduce significativamente el riesgo cardiovascular, mejora la presión arterial, el colesterol y disminuye la inflamación.

La clave no está en hacer dietas estrictas, sino en generar pequeños cambios sostenidos en el tiempo.

Cuando hablo con mis pacientes, siempre les digo: «No pienses en perder peso; piensa en ganar salud». Comer comida real, hidratarse bien, moverse cada día, dormir mejor y aprender a gestionar el estrés son pilares fundamentales para lograrlo. Lo importante es la constancia, no la perfección. Y cada gesto cuenta.

Cuando Elena regresó tres meses después, no había perdido 20 kilos como ella temía que le pediría, pero sí seis. Y lo más importante: había recuperado la confianza en sí misma. «No estoy a dieta, simplemente he aprendido a elegir mejor». Había empezado a caminar después del trabajo, a preparar sus comidas con ingredientes frescos y a mejorar sus rutinas de sueño.

Juan, aquel paciente que se reía de su barriga, encontró en el boxeo una actividad que le cambió la vida. Al principio no estaba convencido. «¿Yo, boxear? No soy capaz ni de subir unas escaleras sin quedarme sin aire». Pero en unas semanas, esa actividad le dio un nuevo sentido a su vida. Se sentía más fuerte, no solo físicamente, sino también a nivel mental. «El peso ya no me define. Algo cambió en mí, me siento más fuerte, y eso es lo que importa».

La obesidad no es un destino, es una etapa que se puede superar. Y cada paso cuenta, por pequeño que parezca.

Y ahora que ya comprendemos el impacto de la obesidad en nuestra salud, llega el momento de hablar del otro gran cómplice silencioso de las enfermedades cardiovasculares: el sedentarismo.

¡Continuemos!

Mensajes clave

- La obesidad es una enfermedad crónica que afecta al corazón y al organismo en su conjunto.
- La grasa visceral es especialmente peligrosa: libera toxinas y moléculas que producen inflamación y dañan los órganos vitales.
- El peso no lo es todo; la circunferencia abdominal y la composición corporal son mejores indicadores de riesgo cardiovascular.
- El cambio empieza con pequeños gestos sostenidos: comida real, movimiento diario, descanso adecuado y gestión emocional.
- No se trata de perder peso rápidamente, sino de construir hábitos que te acompañen toda la vida.

9

Sedentarismo: el freno al corazón

Imagina que tu corazón es como un coche de carreras con un motor potente diseñado para rodar muchos kilómetros, siempre en marcha. ¿Qué pasará si lo dejas aparcado durante días, meses o incluso años? Poco a poco perderá fuerza, los frenos dejarán de funcionar correctamente y el rendimiento disminuirá. Lo mismo sucede con tu corazón: si no se mueve, se debilita.

El *Diccionario de la lengua española* de la Real Academia Española define el sedentarismo como un modo de vida caracterizado por la «poca agitación o movimiento». Sin embargo, esta descripción limitada a la actividad física se queda corta, sobre todo desde la perspectiva de la salud. Porque no basta con ir al gimnasio una hora al día si el resto de tiempo lo pasamos sentados. La inactividad prolongada entraña algo más profundo: un deterioro silencioso en nuestro cuerpo. Es como una termita que va carcomiendo la madera desde dentro. Estudios recientes han revelado que estar sentado más de diez horas diarias aumenta el riesgo de insuficiencia cardíaca y mortalidad cardiovascular, incluso en personas que se ejercitan con regularidad.[18] Es como si tu cuerpo dijera: «Lo siento, una hora de movimiento no compensa tantas horas de inactividad».

El sedentarismo no es solo la ausencia de actividad física, es una amenaza silenciosa que va deteriorando tu cuerpo poco a poco.

Nuestro cuerpo está diseñado para moverse. Durante millones de años, el ser humano fue cazador-recolector, lo que implicaba un estilo de vida activo en el que caminar, correr, trepar y cargar peso formaba parte de su rutina diaria. Solo en nuestra era moderna, con la llegada de la tecnología y la urbanización, hemos adoptado un estilo de vida cada vez más estático: trabajamos sentados, nos desplazamos en coche y pasamos nuestro tiempo libre frente a las pantallas. Hemos pasado de resistir largas jornadas de movimiento a una vida, la actual, en la que estamos sentados hasta diez-doce horas al día.

Curiosamente, uno de los primeros estudios que evidenció el impacto del sedentarismo proviene de Londres en la década de 1950. Un investigador británico, Jeremy Morris, analizó la salud de los conductores de autobuses, que pasaban horas sentados, y la comparó con la de los cobradores, que subían y bajaban constantemente las escaleras de los autobuses de dos pisos. ¿El resultado? Los conductores tenían el doble de probabilidades de sufrir un infarto.[19] Este estudio pionero mostró que el movimiento diario, más allá del ejercicio planificado, es esencial para nuestra salud cardiovascular.

Pero ¿por qué el sedentarismo daña tanto? Cuando

pasamos horas sin movernos, el flujo sanguíneo se enlentece, lo que hace que la sangre se acumule en las piernas, favoreciendo la formación de coágulos que pueden provocar una trombosis venosa profunda, como ocurre en los vuelos largos. Además, las arterias se vuelven más rígidas, se endurecen y la presión arterial aumenta, con lo que el corazón debe esforzarse más para bombear sangre. Y eso no es todo: al movernos poco, nuestro metabolismo entra en «modo ahorro», lo que facilita la acumulación de grasa, especialmente la abdominal. Y a medida que se desacelera el metabolismo, se desequilibra, con lo que el procesamiento de los azúcares y las grasas se dificulta. Así, aparece la resistencia a la insulina que favorece la diabetes. Y también aumenta el c-LDL y los triglicéridos, mientras que disminuye el c-HDL. Y por si no fuera suficiente, aparece en escena la inflamación crónica, que contribuye a empeorar el panorama. El resultado: un cóctel perfecto para un infarto.[20,21]

Sin embargo, este proceso no termina aquí: la falta de movimiento también debilita los músculos, que pierden fuerza y resistencia, y con el tiempo pueden atrofiarse.

Y no solo hablamos de los músculos de las piernas o el abdomen, sino también del propio corazón, que, recordemos, es un músculo. Además, esta falta de movimiento también afecta a nuestra salud mental. Al permanecer inactivos, producimos menos endorfinas, esas moléculas que nos hacen sentir bien, y disminuyen neurotransmisores como la serotonina y la dopamina, facilitando la aparición de ansiedad y depresión.

El sedentarismo, en definitiva, es un freno que no solo resta energía, sino que multiplica las posibilidades de que el corazón enferme. Y aunque la actividad física regular es beneficiosa, no contrarresta completamente los efectos negativos de periodos prolongados de sedentarismo.[22]

La historia de Clara:
cuando el cuerpo empieza a fallar

Clara, una mujer de cuarenta y cinco años, llevaba bastante tiempo trabajando en una oficina. Su jornada la boral empezaba temprano y se extendía hasta casi la noche. Y la mayor parte del tiempo lo pasaba sentada frente a un ordenador. A pesar de que iba al gimnasio tres veces por semana, su energía estaba por los suelos. Se sentía agotada, con dolores de espalda y cada vez con más kilos de más. Cuando vino a verme, su presión arterial estaba alta, su colesterol disparado y presentaba una resistencia a la insulina que la acercaba peligrosamente a la diabetes. No pudo evitar preguntarme: «¿Cómo he llegado a esto si hago ejercicio?». Su problema no era la falta de deporte, sino las largas horas que pasaba sin moverse. Decidió pasar a la acción: comenzó por pequeños propósitos como ponerse de pie cada 60 minutos, caminar mientras hablaba por teléfono y subir escaleras en lugar de usar el ascensor. Tres meses después, su presión arterial había mejorado y su colesterol y glucosa se habían normalizado. Pero lo más importante: Clara se sentía llena de energía.

La OMS advierte que 1 de cada 4 adultos no realiza suficiente actividad física.[23] En promedio, pasamos entre ocho y doce horas sentados al día debido al trabajo, al uso de pantallas o al desplazamiento en transporte. Pero no te confundas, estar sentado no es lo mismo que descansar.

Ahora bien, ¿qué puedes hacer para revertir los efectos del sedentarismo? Lo bueno es que nunca es tarde para empezar a moverse. Pequeños gestos cotidianos, como caminar después de comer, levantarse cada hora o subir escaleras, pueden marcar una gran diferencia. Si trabajas sentado, levántate, estírate y camina al menos cinco minutos cada hora. Aprovecha cualquier momento libre para caminar: mientras estés hablando por teléfono o cuando hagas algún recado. Porque el movimiento es vida, y cada paso cuenta.

Ahora que hemos comprendido cómo el sedentarismo debilita el corazón, surge una pregunta inevitable: ¿qué sucede cuando sumamos a esta inactividad el impacto de un hábito aún más dañino, el tabaquismo? En el siguiente capítulo lo exploraremos.

Mensajes clave

- El sedentarismo aumenta el riesgo de hipertensión, diabetes y enfermedades cardiovasculares.
- Pasar demasiado tiempo sentado ralentiza el metabolismo, favorece la acumulación de grasa y endurece las arterias.
- El movimiento no solo mejora la salud física, sino también el bienestar mental, al aumentar las endorfinas y reducir la ansiedad.
- Introducir pequeños cambios, como caminar después de comer, levantarse cada hora o subir escaleras pueden marcar una gran diferencia.

10

Tabaquismo:
cuando cada calada deja huella
en tu corazón

Imagina por un momento que cada cigarrillo es una chispa que, en lugar de iluminar, va dañando poco a poco el motor que te mantiene con vida: tu corazón. Así funciona el tabaquismo. Cada calada deja una marca silenciosa, pero persistente, que afecta no solo a tus pulmones, sino a cada rincón de tu cuerpo, especialmente tu corazón.

El caso de Aurora:
una cicatriz invisible

Aurora, una mujer de cincuenta y cinco años, fumó durante más de tres décadas. Un día, en la consulta, me confesó entre lágrimas: «Fumaba para relajarme, para calmar el estrés, pero nunca imaginé que cada cigarro me estaba robando, poco a poco, la salud». Cuando le diagnosticaron una cardiopatía, comprendió que esas caladas aparentemente inofensivas habían dejado cicatrices en su corazón. Como muchas personas, Aurora creía que el tabaco solo dañaba los pulmones. Sin embargo, la realidad es otra. Afecta directamente a las arterias, favoreciendo la aparición de enfermedades del corazón.

Según la OMS, el tabaquismo es responsable de más de ocho millones de muertes al año en el mundo.[24]

Cada vez que enciendes un cigarrillo, la nicotina acelera tu ritmo cardíaco y estrecha tus arterias, obligando al corazón a trabajar con más esfuerzo, mientras el monóxido de carbono reduce el oxígeno disponible en la sangre.

El doctor Stanton Glantz, referente en el estudio del tabaquismo, lo describe así: «Fumar somete al corazón a un esfuerzo constante y excesivo, pero con menos oxígeno para funcionar».[25] Además, las sustancias tóxicas del humo deterioran el endotelio, la capa interna de las arterias, promoviendo la inflamación y facilitando la acumulación de grasa y colesterol que endurecen y estrechan las arterias.[26] Este proceso, conocido como aterosclerosis, aumenta el riesgo de hipertensión, infartos y accidentes cerebrovasculares.

Sin embargo, lo más alarmante es que no hace falta fumar durante años ni tampoco grandes cantidades para sufrir sus consecuencias. Un estudio reveló que incluso un solo cigarrillo al día puede duplicar el riesgo de infarto o ictus.[27] Por eso, la idea de que «fumar poco no hace daño» es una peligrosa ilusión. Y por este mismo motivo, la OMS define como fumador a aquella persona que consume productos de tabaco —ya sean cigarrillos, puros, pipas u otros— durante treinta días consecutivos, sin importar la cantidad consumida. En otras palabras, si fumas un solo cigarrillo durante treinta días seguidos eres un fumador y, como tal, estás en riesgo. Y no solo lo está el fumador directo. Respirar el humo ajeno, lo que conocemos como «tabaquismo pasivo», incrementa el riesgo de enfermedad cardiovascular en un 30 por ciento, según investigaciones publicadas.[28] Incluso el humo impregnado en la ropa y el cabello, conocido como «humo de tercera mano», ya basta para dejar una huella invisible y perjudicial en quienes más queremos.

Sin embargo, la buena noticia es que el corazón tiene una extraordinaria capacidad de recuperación. Dejar de fumar, sin importar la edad, es una de las decisiones más importantes que podemos tomar para proteger nuestra salud cardiovascular. A los veinte minutos de dejar el tabaco, la presión arterial y el pulso se normalizan; en veinticuatro horas, el riesgo de infarto comienza a disminuir, y en apenas un año, ese riesgo se reduce a la mitad. Cinco años después, el riesgo de ictus es similar al de una persona que nunca ha fumado.[29,30]

La historia de Luis:
un nuevo comienzo

Luis comenzó a fumar a los dieciocho años y, con el paso del tiempo, el cigarrillo se convirtió en su refugio para aliviar el estrés. Pero a los cuarenta empezó a sentirse cansado todo el tiempo. Le costaba subir las escaleras y comenzó a notar que le faltaba el aire. En una revisión médica descubrió que tenía una lesión en los pulmones y el corazón, así que decidió dejarlo. No fue un camino fácil: tuvo recaídas, dudas y momentos de frustración, pero cada día sin fumar era una victoria que lo acercaba a su objetivo. Y poco a poco comenzó a recuperar su energía y su salud.

Dejar de fumar no es sencillo, pero es posible. Es un proceso que requiere comprensión, apoyo y estrategias adecuadas. Si estás pensando en dar ese paso, aquí tienes algunas recomendaciones que pueden ayudarte. Primero:

marca una fecha de inicio y decide el día en que dejarás de fumar, preparándote mentalmente para ello. Segundo: reflexiona sobre lo que te impulsa a dejarlo, tu motivación: ¿es el deseo de ver a tus hijos crecer?, ¿o quizá la idea de tener más energía para disfrutar de tus pasatiempos?, ¿o simplemente el querer vivir con menos límites? Tercero y no menos importante: busca apoyo en amigos, familiares o grupos que compartan el mismo objetivo. A veces, la compañía de otros que han pasado por lo mismo te da el empuje que necesitas. No estás solo. Por último: identifica aquellas situaciones o emociones de riesgo que te pueden llevar a encender un cigarrillo. Y busca alternativas: salir a caminar, masticar un chicle, beber agua o practicar la respiración profunda. Cada pequeño triunfo, cada día que logres mantenerte sin fumar, ¡celébralo! Recompénsate con algo que te guste, desde un pequeño capricho hasta una actividad que te haga sentir bien. Cada victoria es un peldaño hacia una vida más saludable.

Porque dejar de fumar no es rendirse a un placer perdido, sino conquistar una libertad que te devuelve la capacidad de respirar, vivir y amar sin limitaciones. Y si alguna vez recaes, no te castigues. Recuerda que no es un fracaso, forma parte del proceso. En definitiva, una oportunidad para aprender y volver a intentarlo. Como dice el proverbio japonés: «Cae siete veces, levántate ocho».

El tabaco es uno de los factores de riesgo que podemos modificar, pero existen otros que, aunque no dependen de nosotros, también influyen en nuestra salud cardiovascular. En el siguiente capítulo descubriremos cómo la edad, el sexo y nuestra carga genética también dejan su huella en el corazón y qué podemos hacer para minimizar su impacto.

Mensajes clave

- Cada cigarrillo deja una huella en tu corazón, no solo en tus pulmones.
- Fumar, aunque sea poco, duplica el riesgo de infarto e ictus.
- Los beneficios de dejar de fumar comienzan a los veinte minutos y se acumulan con el tiempo.

- No estás solo: el apoyo y la perseverancia son claves para el éxito.
- Cada día sin fumar es una victoria y una oportunidad para reconstruir tu salud.

11

Lo que no podemos cambiar: edad, sexo y genética

EDAD: EL PASO INEVITABLE DEL TIEMPO

> ### El caso de Antonio:
> ### cosas de la edad
>
> «Siempre me he sentido joven, pero los sesenta y cinco años ya empiezan a pesar. Hace unos meses empecé a notar que me cansaba más al caminar y pensé que era normal, que eran cosas de la edad. Pero mi

cardióloga me dijo algo que me hizo reflexionar: "Tu corazón también envejece contigo, y aunque no puedas cambiar tu edad, sí puedes cuidarlo más que nunca"».

La historia de Antonio es la de muchas personas que llegan a la tercera edad y atribuyen los cambios en su cuerpo simplemente al paso del tiempo. Pero, aunque envejecer es inevitable, el impacto que tiene en el corazón depende, en gran medida, de cómo lo hayamos cuidado a lo largo de la vida.

Con el paso de los años, nuestro corazón y nuestras arterias experimentan un proceso natural de envejecimiento. La obra del doctor Valentín Fuster,[31] reconocido cardiólogo a nivel mundial, nos enseña que el envejecimiento no es en sí una enfermedad, sino más bien un marcador de vulnerabilidad.

Entonces ¿qué ocurre en nuestro sistema cardiovascular cuando envejecemos? Por un lado, el corazón pierde elasticidad; sus paredes se endurecen y le cuesta más llenarse de sangre. Al mismo tiempo, las arterias se vuelven más rígidas debido a la acumulación de calcio y colesterol, lo que facilita la hipertensión y la aterosclerosis. Y esta combinación explica el aumento de infartos y accidentes cerebrovasculares en mayores de sesenta y cinco años.

Sin embargo, la edad no es sinónimo de enfermedad. Conservar un corazón sano en la vejez es posible. ¿Qué y cómo lo hacemos? Imagina que cada elección saludable es como un mantenimiento preventivo para ese motor que es tu corazón. Hacer ejercicio de forma regular, incluso si es moderado, puede reducir significativamente el riesgo de enfermedad cardiovascular incluso en personas mayores de setenta años. Alimentarse bien y hacerse chequeos periódicos, especialmente en una etapa en la que el riesgo es mayor, son gestos que, sumados, marcan la diferencia.

Y aunque la edad es un factor que no está en nuestra mano cambiar, ni frenar el paso del tiempo, sí podemos decidir cómo queremos envejecer con nuestro estilo de vida. La edad es solo un número, pero la forma en que vivimos esos años es lo que realmente importa.

Sexo: diferencias entre hombres y mujeres

Existen diferencias importantes entre ambos sexos. Los hombres tienen un mayor riesgo de sufrir enfermedades cardiovasculares desde edades tempranas. Las mujeres, en cambio, cuentan con la protección de los estrógenos hasta la menopausia, momento en el que el riesgo se dispara y puede incluso superar al de los hombres.[32] Sin embargo, uno de los mayores problemas es el diagnóstico. Los síntomas en las mujeres no siempre son los clásicos: en lugar de un dolor opresivo en el pecho, pueden sentir fatiga extrema, mareos, náuseas o molestias en la «boca del estómago», la espalda o la mandíbula.

El caso de Carmen:

un dolor «de estómago»

Carmen, de cincuenta y ocho años, llevaba semanas sintiéndose más cansada de lo normal. Una tarde, mientras subía las escaleras de su casa, sintió una fuer-

---

te presión en la parte alta del abdomen, como si le apretaran con una faja. Se sentó a descansar, bebió un vaso de agua y pensó que sería por el estrés. No fue al hospital hasta el día siguiente, cuando el malestar no desaparecía. Al llegar, le dijeron que había sufrido un infarto.

Carmen tuvo suerte. Muchas mujeres no llegan a tiempo porque sus síntomas son más sutiles y se confunden con otras cosas como problemas digestivos o ansiedad. Además, diversos estudios han mostrado que las mujeres tienen un 50 por ciento más de probabilidades de ser mal diagnosticadas en comparación con los hombres tras un infarto.[33]

Las enfermedades cardiovasculares son la principal causa de muerte también en mujeres. Y, además, mueren más que los hombres. Es un problema de todos. Conocer los síntomas y actuar a tiempo puede salvar vidas.

Genética: el legado familiar

> ## El caso de Javier:
> ## cuando la herencia pesa
>
> «Siempre pensé que las enfermedades del corazón eran solo cuestión de estilo de vida, hasta que mi cardióloga me habló de la genética. Ahí empecé a preocuparme de verdad», cuenta Javier, de cuarenta años, cuyo padre sufrió un infarto a los cuarenta y ocho. Hasta entonces creía que con hacer algo de ejercicio y comer bien bastaba para estar sano. Pero cuando supo que los antecedentes familiares podían incrementar su riesgo, su perspectiva cambió.

Estudios publicados han mostrado que las personas cuyos padres sufrieron un infarto a edad precoz presentan un aumento del riesgo de tener un evento cardíaco.[34] Y no solo eso: los avances en genética han identificado más de doscientas variantes genéticas asociadas al riesgo cardiovascular, que influyen en el colesterol, la presión arterial, la inflamación y la función de los vasos sanguíneos. Algunas personas heredan variantes genéticas que las predisponen a las enfermedades del corazón. Un ejemplo de ello es la hipercolesterolemia familiar, un trastorno genético en el que el c-LDL está anormalmente alto desde el nacimiento, aumentando el riesgo de infartos desde edades tempranas.

Sin embargo, la genética no lo es todo. Un estudio con gemelos idénticos reveló que, aunque compartían los mismos genes, su riesgo de infarto era muy diferente según su estilo de vida. Por tanto, heredar un riesgo no significa desarrollar la enfermedad. Y en otro estudio se observó que las personas con alto riesgo genético, pero estilo de vida saludable, tenían un 46 por ciento menos de riesgo de enfermedad cardiovascular que aquellas con el mismo riesgo genético, pero con un estilo de vida poco saludable. Y ese es un dato muy esperanzador: aunque los factores genéticos son importantes, el estilo de vida tiene un impacto muchísimo mayor en la aparición y progresión de las enfermedades cardiovasculares.[35,36] De ello se desprende un mensaje crucial: aunque nuestro legado familiar no juegue a nuestro favor, por sí solo no es determinante. Influye también, y de manera muy importante, nuestro estilo de vida: cómo vivimos y las decisiones que tomamos en relación con el modo en que nos alimentamos, cuánto o cómo nos movemos, cómo gestionamos el estrés o si fumamos.

La genética carga el arma, pero el estilo de vida aprieta el gatillo. Aunque no podemos cambiar nuestros genes, sí podemos influir modificando cómo vivimos.

La historia familiar es una advertencia, no un destino. Y eso resume la esencia de este capítulo: entender la genética no es resignarse, sino usarla como una herramienta para actuar a tiempo.

Si bien hay factores que no podemos modificar, existen otros que están en nuestras manos y que pueden marcar la diferencia. Hay «nuevos cómplices» que enferman tu corazón y que quizá no habías considerado: el estrés, la microbiota, la contaminación y la inflamación silenciosa. Te sorprenderá descubrir cuánto influyen en tu salud cardiovascular. Vamos a explorarlos juntos en el siguiente capítulo.

Mensajes clave

- El paso del tiempo es inevitable, pero su impacto en el corazón depende de cómo lo cuidemos.
- Las diferencias entre hombres y mujeres en las enfermedades del corazón afectan en su diagnóstico y su tratamiento.
- La genética influye en el riesgo cardiovascular, pero el estilo de vida tiene un impacto mayor.

12

Los «nuevos cómplices» que enferman tu corazón: estrés, microbiota, contaminación y más

En las últimas décadas, la ciencia ha descubierto otros factores que, aunque no forman parte de las categorías tradicionales, también afectan a nuestra salud cardiovascular de manera significativa; son los «nuevos cómplices». Hoy sabemos que el estrés crónico, la contaminación ambiental, la inflamación de bajo grado o incluso las bacterias de nuestro intestino pueden acelerar el daño cardiovascular. Y lo más inquietante es que muchos de estos factores están normalizados en nuestro día a día.

Estrés: el enemigo de las mil caras

El estrés crónico es otro factor que se ha estudiado con mayor profundidad en los últimos años, y se ha relacionado con respuestas fisiológicas que favorecen la inflamación, la resistencia a la insulina y el aumento de la presión arterial. Todo ello incrementa el riesgo de desarrollar una enfermedad cardíaca. Lo veremos más adelante en detalle.

Microbiota intestinal: el pequeño universo que habita en nuestro intestino

El caso de Ana:
Las bacterias del intestino

«Jamás pensé que mis bacterias pudieran afectar a mi corazón». Eso me dijo Ana cuando le expliqué cómo su microbiota intestinal podía influir en su riesgo cardiovascular.

El intestino alberga miles de millones de bacterias que regulan la digestión, el sistema inmunológico y, sorprendentemente, la salud cardiovascular. Un desequilibrio en nuestra microbiota —por una dieta poco saludable, antibióticos o estrés— favorece la inflamación crónica. Esta inflamación puede contribuir al desarrollo de aterosclerosis, resistencia a la insulina y aumento del colesterol, contribuyendo a problemas cardiovasculares.

Un estudio encontró que las personas con una microbiota más diversa tenían menor riesgo de enfermedades cardiovasculares.[37] Y no es coincidencia que dietas como la mediterránea, ricas en fibra y alimentos fermentados, favorezcan una microbiota sana y, a la vez, protejan el corazón.

CONTAMINACIÓN AMBIENTAL: LO QUE NO PODEMOS VER

En diciembre de 1952, la ciudad de Londres vivió la famosa *Great Smog*, una nube de contaminación, en gran parte debida al uso de carbón para la calefacción y las emisiones industriales, que cubrió la capital británica durante varios días y causó miles de muertes.[38]

Las partículas en suspensión en el aire como PM2.5, el dióxido de nitrógeno y el ozono pueden dañar el revestimiento de las arterias favoreciendo la inflamación y el daño vascular. Según la OMS, nueve de cada diez personas viven en lugares donde la calidad del aire excede los niveles de contaminación recomendados, siendo responsable del 25 por ciento de todas las muertes por enfermedades cardíacas.[39]

No solo importa lo que comes o cuánto ejercicio haces, sino también el aire que respiras.

INFLAMACIÓN: EL INCENDIO INTERNO

Imagina que tienes una herida en la piel que nunca cicatriza y sigue enrojecida e inflamada. Ahora imagina ese mismo proceso en tus arterias: ese es el efecto de la inflamación crónica.

Durante mucho tiempo, la comunidad científica creía que la aterosclerosis era solo una cuestión de colesterol. Pero ahora se sabe que la inflamación es la chispa que inicia el problema, contribuyendo al daño persistente de los vasos sanguíneos y acelerando la formación de placas, lo que aumenta el riesgo de eventos cardiovasculares.

Investigaciones publicadas en revistas prestigiosas en medicina han mostrado que marcadores inflamatorios como la proteína C reactiva (PCR), las interleucinas y el fibrinógeno están asociados con un mayor riesgo de enfermedad cardiovascular.[40,41,42]

Síndrome metabólico: cuando todo se descontrola

El síndrome metabólico es como un dominó: una ficha cae y arrastra a las demás. En esta patología, factores como la presión alta, el colesterol elevado, la resistencia a la insulina y la obesidad abdominal se potencian entre sí, aumentando el riesgo de enfermedad cardiovascular. La resistencia a la insulina, en particular, se ha posicionado como uno de los factores más relevantes, asociándose con un mayor riesgo de enfermedad del corazón, incluso en aquellos que no presentan diabetes tipo 2.

¿Y cómo se explica esto? La resistencia a la insulina favorece la acumulación de grasa, especialmente la abdominal. Y esta grasa no solo se acumula, sino que también libera sustancias inflamatorias que dañan los vasos sanguíneos. Esto aumenta la presión arterial, altera el metabolismo de los azúcares y las grasas, y, como resultado, eleva el riesgo de enfermedades cardiovasculares.

HOMOCISTEÍNA: EL FACTOR DESCONOCIDO

La homocisteína es un aminoácido producido por nuestro organismo, del que poco se habla, pero que podría ser crucial en la salud cardiovascular. Cuando se encuentra en niveles elevados, puede dañar las arterias y aumentar el riesgo de enfermedades cardíacas. Se asocia con déficit de vitaminas B_6, B_{12} y ácido fólico, lo que nos recuerda la importancia de una alimentación equilibrada.

Un simple análisis de sangre puede revelar si tu homocisteína está en niveles adecuados.

El conocimiento de estos riesgos nos permite tomar decisiones informadas y modificar nuestra vida para prevenir problemas a largo plazo. En la prevención todo cuenta: desde la inflamación que no se ve hasta el estrés que no se nota de inmediato. Son factores que, sumados, pueden tener un impacto significativo en nuestro bienestar. Ahora más que nunca es fundamental mirar más allá de lo evidente y cuidar nuestra salud de manera integral.

Mensajes clave

- El estrés crónico es un factor de riesgo cardiovascular tan importante como el colesterol alto.
- Una microbiota sana protege el corazón y la alimentación influye en su equilibrio.
- La contaminación ambiental aumenta el riesgo de infartos y enfermedades cardiovasculares.
- La inflamación crónica es clave en el desarrollo de la aterosclerosis.
- La resistencia a la insulina y el síndrome metabólico multiplican el riesgo cardiovascular.
- La homocisteína elevada es un «nuevo cómplice» que hay que vigilar.

SEGUNDA PARTE

PROTEGE TU CORAZÓN: ESTRATEGIAS PRÁCTICAS PARA EVITAR LA ENFERMEDAD

13

Los principios de la salud del corazón: la prevención como base

El corazón no es solo un órgano que late sin descanso; es el motor que impulsa cada momento de tu vida. Si pudiéramos escuchar lo que nos dice, comprenderíamos que cada latido encierra no solo el esfuerzo de mantenernos con vida, sino también un mensaje claro: «Cuídame, y yo cuidaré de ti».

Es increíble pensar que hasta un 80 por ciento de las enfermedades cardiovasculares podrían evitarse con hábitos saludables. Pero ¿cómo se consigue esto en medio del caos cotidiano? No se trata de poner patas arriba tu mundo ni de cambiarlo todo de golpe. A veces, las decisiones más pequeñas pueden tener un impacto significativo, como las gotas, sumadas una a una, forman un océano. Cuidar de tu corazón no tiene por qué ser complicado. De hecho, los cambios más significativos suelen comenzar con pequeños gestos, casi imperceptibles, pero con el tiempo, esos pequeños actos se convierten en hábitos que cambian tu vida. Y la clave está en hacerlo sencillo y sostenible, empezando por algo que consideres manejable y que realmente puedas incorporar a tu rutina sin sentir que estás luchando contra el mundo. A menudo, el verdadero éxito está en el ritmo constante, no en los grandes saltos. Mi consejo es que vayas de menos a más, y no lo hagas solo. Siempre es mejor compartir tus objetivos con las personas que te rodean, te aman y quieren verte bien. Porque cuando te sientes acompañado, la motivación crece y las pequeñas dificultades se afrontan con más fuerza. No intentes abarcarlo todo de golpe ni imponerte metas imposibles. Solo enfócate en un pilar a la vez.

Como los cimientos que sostienen una casa o las patas de una silla, la salud de tu corazón se sostiene en seis principios o pilares fundamentales, y cada uno de ellos es esencial para mantener el equilibrio y evitar un derrumbe. Estos son: la alimentación, el ejercicio, el sueño y el descanso, la gestión del estrés y las emociones, las relaciones y las conexiones con el entorno y evitar los hábitos nocivos. En conjunto, buscan el equilibrio físico, emocional y social. La clave está en combinarlos para mantener un corazón sano y una vida libre de enfermedades cardiovasculares.

Cada decisión que tomas hoy para cuidar tu corazón es un acto de amor hacia ti mismo y hacia quienes amas.

Tu salud no solo es un regalo para ti, también lo es para aquellos que comparten su vida contigo. Porque el corazón que cuidas hoy será el motor de tus días mañana. Pequeños cambios, grandes resultados. Todo empieza aquí y ahora, con esa primera decisión que dice: «Voy a cuidar de mí». Y recuerda que prevenir es más fácil que curar.

En los próximos capítulos se profundizará en estas bases, proporcionando herramientas prácticas, explicaciones científicas y ejemplos reales para inspirarte a actuar.

Mensajes clave

- La salud cardiovascular se basa en la prevención.
- Los seis principios o bases son accesibles para todos: alimentación, ejercicio, manejo del estrés, sueño, relaciones sociales y evitar hábitos nocivos.
- Cada pequeño cambio suma; comienza por uno y avanza paso a paso.

14

Alimentación cardioprotectora: el poder de lo que comes

«Dime qué comes y te diré cómo está tu corazón». No es una exageración: los alimentos que ponemos en nuestro plato, día tras día, afectan directamente a la salud de nuestro corazón. Lo que comemos nos protege o, por el contrario, nos enferma. Mientras algunos protegen las arterias y reducen la inflamación, otros generan daño crónico que, con el paso del tiempo, puede contribuir al desarrollo de enfermedades cardiovasculares.

Dicen que somos lo que comemos, y después de años viendo corazones enfermos, no me cabe la menor duda de que esta frase es una verdad irrefutable. Muchas veces no nos damos cuenta de ello; sin embargo, muchos alimentos que parecen «inofensivos» contribuyen silenciosamente al deterioro de nuestra salud.

Imagina que te entregan una pastilla con el poder de reducir la inflamación, mejorar el colesterol y la presión arterial, estabilizar el azúcar en sangre y disminuir el envejecimiento de nuestras arterias, el riesgo de infarto y la muerte prematura. Sin efectos secundarios. ¿La tomarías? Esa «pastilla» existe, pero no viene en un frasco de farmacia, sino en la naturaleza: en un puñado de nueces, en el aceite de oliva virgen extra, en una ensalada colorida llena de vegetales y legumbres, en un plato de pescado azul. Pero, así como los alimentos pueden proteger tu corazón, también pueden dañarlo.

¿Cuántas veces hemos escuchado la frase «de algo hay que morir» mientras alguien se da un atracón de comida ultraprocesada? Es cierto, todos moriremos algún día, pero la pregunta clave es: ¿cómo quieres vivir hasta entonces?

Ciertamente, la forma de alimentarnos es uno de los

actos más íntimos de autocuidado y respeto hacia nosotros mismos. Y, sobre todo, es un acto de amor: amor por la vida, por los años que queremos vivir y la calidad con la que queremos vivirlos. Y no, no exagero. Elegir bien lo que ponemos en nuestro plato es clave para mantener una vida sana, de mayor calidad y lejos de enfermedades. Existen investigaciones científicas que demuestran que, según el estilo de alimentación que adoptemos, podemos reducir considerablemente el riesgo de enfermarnos o morir. Un ejemplo claro de esto es el estudio PREDIMED (Prevención con dieta mediterránea), publicado en 2013 en la prestigiosa revista *The New England Journal of Medicine*.[43] Este estudio reveló que la dieta mediterránea disminuye el riesgo de infarto e ictus en un 30 por ciento. Esto es muchísimo, mucho más que algunos fármacos utilizados comúnmente en la práctica clínica como la aspirina o las estatinas (unos fármacos usados para tratar el colesterol alto).

Pero si la alimentación es tan importante, ¿por qué nos cuesta tanto comer bien?

A lo largo de los años, he visto muchas veces la misma

historia repetirse en mi consulta. Personas que llegan preocupadas por su salud cardiovascular, pero que piensan que cambiar su patrón de alimentación es algo difícil, casi imposible.

El caso de Javier:

«No tengo tiempo para cocinar».

Javier tenía cincuenta años y una vida exitosa: una empresa propia, viajes de negocios constantes y una familia maravillosa. Sin embargo, cuando llegó a mi consulta, su corazón contaba una historia diferente. Su colesterol estaba por las nubes; la presión arterial, al límite, y sus arterias empezaban a resentirse, acumulando placas de grasa e inflamación en niveles peligrosos. «No tengo tiempo para cocinar. Como lo que puedo, cuando puedo», me dijo. El problema de Javier no era la falta de tiempo, sino la falta de prioridad. Su dieta consistía en café de máquina, bocadillos rápidos y cenas improvisadas con lo primero que encontraba en la nevera o pudiera calentarse rápido en el microondas. Como él, muchas personas creen que comer saludable requiere horas en la cocina, pero lo cierto es que pequeños cambios pueden marcar una gran diferencia. Cuando empezamos a sustituir los ultraprocesados por alimentos frescos, incluyendo más vegetales y grasas saludables, su cuerpo lo notó. Un año después, Javier volvió a mi consulta con otra energía. Había perdido peso, su colesterol se había normalizado y, lo mejor, había aprendido a disfrutar de la comida.

Comer no es solo un acto placentero, es un mensaje constante a nuestro cuerpo. Cada bocado enciende o apaga procesos inflamatorios, equilibra o desajusta nuestras hormonas, protege o daña nuestras arterias. No se trata de seguir una dieta perfecta ni una corriente «de moda», sino de entender que la comida no solo llena el estómago, sino que impacta en cada célula de nuestro cuerpo. Y aquí está la clave: se trata de construir hábitos sostenibles, elecciones conscientes que, con el tiempo, se convierten en un estilo de vida que nos protege y nos ayuda a vivir mejor, con calidad tengamos los años que tengamos y libres de enfermedades.

Cuando nos referimos a la alimentación que protege nuestro corazón, yo prefiero usar el concepto de «enfoque» o «estilo de alimentación». La palabra «dieta» conlleva connotaciones negativas y tiene mala fama; nos hace pensar en restricciones, en sacrificios, en listas de prohibiciones. Pero cuando me refiero a alimentación cardioprotectora, no se trata de hacer dieta, sino de adoptar un enfoque alimentario sostenible, flexible y basado en la evidencia científica.

Olvidemos las modas pasajeras y enfoquémonos en lo que realmente funciona. Porque, ciertamente, cuando pensamos en longevidad y salud, solemos imaginar soluciones rápidas o tendencias de moda. Nada más lejos de la realidad. La verdadera sabiduría sobre cómo vivir más y mejor proviene de lugares mucho más auténticos, las llamadas «Zonas Azules». Son regiones del mundo donde las personas no solo alcanzan una edad avanzada, sino que lo hacen con una vitalidad sorprendente. Se conocen cinco regiones en el planeta: Loma Linda, en California; Okinawa, en Japón; Cerdeña, en Italia; Icaria, en Grecia, y Nicoya, en Costa Rica. En estos lugares las enfermedades cardiovasculares son significativamente menos frecuentes que en el resto del mundo. ¿Cuál es su secreto? No hay fórmulas mágicas, sino patrones comunes que se repiten y van más allá de la genética: su alimentación, su estilo de vida y su forma de relacionarse con el entorno. Comen principalmente alimentos de origen vegetal (legumbres, frutas, verduras y frutos secos), usan grasas saludables como el aceite de oliva y su consumo de carne roja es ocasional. Además, siguen la regla del 80 por ciento: dejar de comer antes de sentirse llenos del todo y disfrutan la comida en comunidad, alrededor de una mesa.

Uno de los modelos de alimentación que mejor refleja este equilibrio es la dieta mediterránea, entendida como enfoque alimentario. Este tipo de alimentación ha demostrado ser una de las más protectoras para el corazón, como se demostró en el mencionado estudio PREDIMED. Otro estudio, el *Lyon Diet Heart Study*,[44] demostró que los pacientes que seguían este patrón alimentario después de un infarto reducían su riesgo de recurrencia en un 70 por ciento. Y en otro se demostró que una dieta que prioriza las proteínas vegetales, como la mediterránea, se asocia con una menor mortalidad y enfermedades del corazón.[45]

Las poblaciones más longevas del planeta basan su alimentación en alimentos provenientes de la tierra, es decir, alimentos de origen vegetal, y usan grasas saludables como el aceite de oliva virgen extra. En estas zonas no han llegado los supermercados, ni los establecimientos de comida rápida. No saben qué son los ultraprocesados, ni el azúcar en exceso o las grasas trans. Quizá en ello radica parte del secreto de su longevidad.

Pero, más allá de los números, lo que me fascina de esta dieta es su filosofía: disfrutar la comida, volver a lo simple y compartir momentos alrededor de una mesa.

Y lo más importante: ¿por qué es tan efectiva en proteger el corazón? Aquí radica el quid de la cuestión: la dieta mediterránea original, la de nuestros ancestros, se basaba en un consumo predominante de vegetales, *plant-based.* Frutas y verduras en abundancia que son ricas en antioxidantes y fibra. Legumbres y cereales integrales como fuente de hidratos de carbono complejos que regulan el azúcar en sangre. Y frutos secos y aceite de oliva virgen extra, esenciales para la salud cardiovascular. También un consumo moderado de pescado azul, fuente rica en omega-3 que presenta propiedades antiinflamatorias, y un consumo ocasional de carne blanca y huevos. Además, la dieta mediterránea tradicional enfatiza el consumo de alimentos frescos y naturales, promoviendo una alimentación equilibrada y sostenible. Este enfoque no solo beneficia la salud cardiovascular, sino que también tiene un menor impacto ambiental debido al consumo de más productos derivados de vegetales y menos productos de origen animal.

Aun así, la dieta mediterránea no es perfecta: incluye el famoso vino tinto... Sí, todos hemos oído esa famosa frase de «una copa de vino tinto al día es buena para tu corazón». Es verdad que el vino tinto presenta antioxidantes, pero el problema es el alcohol. Y sí, el vino es alcohol. La OMS ya ha advertido que no hay un nivel seguro de consumo, y algo en lo que la mayoría de las sociedades científicas están de acuerdo es que no debe recomendarse su consumo a nivel general, porque el alcohol es un tóxico, no solo a nivel cardíaco (involucrado en enfermedades del músculo cardíaco y arritmias), sino también asociado a cáncer y otras enfermedades del hígado y el cerebro. Por tanto, si no bebes, mejor no empieces. Y si bebes, mejor evítalo. Desde luego que el verdadero protector del corazón no es el vino, sino el conjunto de alimentos frescos y naturales que caracterizan esta dieta.

Otro enfoque alimentario es el de la dieta vegetariana (que incluye huevos o lácteos) o la vegana (más estricta al excluir todos los productos de origen animal), que han sido respaldadas por múltiples estudios al evidenciar sus beneficios para la salud cardiovascular. En una revisión sistemática se observó que este tipo de alimentación se asociaba con una disminución del riesgo de enfermedades cardiovasculares.[46] Y, además, no solo era importante aumentar el consumo de vegetales, sino también asegurar que estos fueran saludables y no procesados, para así disminuir las enfermedades del corazón. En esta línea, un estudio encontró que una dieta basada en plantas saludables, rica en alimentos vegetales nutritivos, se asociaba con un menor riesgo de enfermedades del corazón, mientras que una dieta basada en plantas no saludables (alimentos vegetales pero procesados) aumentaba el riesgo de estas enfermedades.[47]

Si hay que ponerle algún pero a este enfoque, es que deben suplementarse con vitamina B_{12}.

En los últimos años, la dieta antiinflamatoria se ha consolidado como un enfoque clave para mejorar la salud cardiovascular y prevenir enfermedades crónicas, ayudando a combatir la inflamación crónica, una de las raíces de las enfermedades cardiovasculares. Diversos estudios respaldan esta idea. Uno de los más reveladores fue el realizado por la Universidad de Harvard y publicado en 2020 en la *Journal of the American College of Cardiology*, una revista de prestigio en salud cardiovascular.[48] Este estudio demostró que las dietas que favorecen alimentos proinfla- matorios (carnes rojas, productos procesados y azúcares refinados) están directamente relacionadas con un mayor riesgo de enfermedad cardiovascular. En cambio, una die- ta rica en frutas, verduras, hortalizas y cereales integrales ayuda a reducir la inflamación y a proteger nuestro cora- zón. Es como si le diéramos al cuerpo las herramientas adecuadas para calmar esa «alarma».

En la misma línea, otro estudio reveló que las personas que optaban por una alimentación más natural, basada en la fruta, la verdura y los cereales integrales, experimentaban un menor riesgo de diabetes tipo 2 y enfermedades del co- razón.[49] Básicamente, comer de forma más natural es como darle a tu cuerpo una oportunidad para sanar y defenderse. También otro estudio mostró que la inflamación es un fac- tor clave en la aterosclerosis, y lo que comemos puede mo- dularla significativamente.[50] Todos estos estudios apuntan a lo mismo: una dieta rica en alimentos vegetales y baja en productos procesados es fundamental para reducir la infla- mación y, con ello, prevenir enfermedades crónicas.

Y al igual que la dieta mediterránea, la dieta antiinflamatoria prioriza frutas, verduras, aceite de oliva, frutos secos y pescado rico en omega-3. Enfatiza los alimentos que nutren nuestro cuerpo, mejoran nuestra microbiota y nos ayudan a mantener una buena salud. Además, potencia los alimentos ricos en polifenoles (arándanos, espinacas, cúrcuma) y omega-3 (salmón, nueces, chía). La diferencia está en la reducción o eliminación (en ciertos enfoques) de algunos alimentos como la leche, algunas legumbres, la carne roja y procesada y los cereales refinados, así como todos los ultraprocesados y azúcares.

POTENCIAL INFLAMATORIO DE LOS PATRONES ALIMENTARIOS	
Mayor potencial ANTI-inflamatorio	Mayor potencial PRO-inflamatorio
Verduras Hortalizas Frutas Cereales integrales Té, café, otros	Carne roja Carnes procesadas Vísceras Hidratos de carbono refinados Bebidas azucaradas Otros

Figura 4. La inflamación desempeña un papel importante en la aparición de la enfermedad cardiovascular y la alimentación modula esta inflamación. Los patrones de alimentación con un mayor potencial antiinflamatorio se asocian a un menor riesgo de enfermedad cardiovascular.

El caso de Eva:
el dilema de la dieta cetogénica

Eva, de cincuenta y dos años, comenzó una dieta cetogénica por recomendación de un conocido. Al principio obtuvo una pérdida de peso inicial muy rápida. Sin embargo, al acudir a una consulta de seguimiento, presentaba un aumento preocupante del c-LDL y marcadores inflamatorios que la ponían en riesgo. Tras un ajuste en su patrón de alimentación consiguió mejorar sus niveles de colesterol y los parámetros inflamatorios.

La dieta cetogénica, basada en un bajo consumo de hidratos de carbono y alto en grasas, induce al cuerpo a un estado de cetosis donde se queman grasas en lugar de glucosa para obtener energía. Y aunque ha ganado popularidad por sus posibles beneficios en la pérdida de peso y el control glucémico, es fundamental considerar sus efectos en la salud cardiovascular. Hay estudios recientes[51] que indican que puede disminuir la microbiota intestinal y aumentar los niveles de colesterol total y c-LDL, factores que contribuyen a un incremento del riesgo cardiovascular. Por tanto, no todas las dietas son adecuadas para el conjunto de la población y es esencial individualizar las recomendaciones dietéticas según el estado de salud y los objetivos de cada persona.

La dieta paleolítica o «paleo» se basa en consumir alimentos que nuestros ancestros cazadores-recolectores habrían ingerido, priorizando carnes magras, pescados, frutas, verduras, nueces y semillas, excluyendo los cereales y las legumbres. Aunque puede mejorar algunos indicadores de salud metabólica, también puede alterar la microbiota intestinal, con posibles efectos perjudiciales para la salud.[52] Y como cualquier dieta restrictiva, con el tiempo puede volverse monótona y difícil de mantener.

No es casualidad que las dietas más estudiadas y recomendadas —vegetariana, mediterránea y antiinflamatoria— se fundamenten en los vegetales. Es ciencia: es la microbiota. La microbiota no es solo un grupo de bacterias viviendo en tu intestino; es un ecosistema que influye directamente en tu salud cardiovascular. Cuando alimentas bien a esas bacterias buenas con frutas, verduras y legumbres, ellas producen sustancias antiinflamatorias que protegen tu corazón, mantienen a raya el colesterol y regulan tu presión arterial. Pero cuando tu dieta carece de fibra y está cargada de comida ultraprocesada, esas bacterias saludables disminuyen y las que promueven la inflamación toman el control, generando un estado de inflamación crónica que afecta a tus arterias y aumenta el riesgo de infarto o ictus. Lo que comes no solo alimenta tu cuerpo, también nutre (o daña) a los miles de millones de bacterias que viven en ti y que influyen directamente en tu salud cardiovascular.

¿Y cómo ocurre esto? Cuando la microbiota está en desequilibrio por el crecimiento de bacterias dañinas (lo que los científicos llaman «disbiosis»), el intestino pierde su capacidad de actuar como una barrera eficaz. Es como si en los muros de un castillo aparecieran grietas que permitieran entrar a los invasores. En este caso, las toxinas y las sustancias inflamatorias que deberían quedarse en el intestino pasan al torrente sanguíneo, desencadenando una respuesta inflamatoria en todo el cuerpo. Y sabemos que la inflamación crónica es uno de los principales factores que dañan las arterias y favorecen la aparición de enfermedades cardiovasculares. Por eso, más que seguir dietas de moda, el verdadero cambio debe empezar en tu intestino. Alimentar bien a tu microbiota es una de las estrategias más poderosas para proteger tu corazón. Y no solo se trata de qué alimentos sumas, sino también de cuáles debes evitar para que tu intestino trabaje a tu favor.

Sin embargo, cada vez lo tenemos más complicado. En los últimos años, nuestra alimentación ha cambiado drásticamente. Lo que antes se preparaba en casa con ingredientes frescos, ahora viene empaquetado, listo para calentar y consumir. Esa comodidad, sin embargo, tiene un precio: nuestra salud.

Cuando hablamos de «ultraprocesados», nos referimos a esos productos que han pasado por múltiples procesos industriales y que contienen ingredientes que no encontrarías en una cocina común: aditivos, conservantes, saborizantes artificiales, grasas de mala calidad y azúcares ocultos. Hablamos de galletas, *snacks*, cereales de caja, refrescos, embutidos ultraprocesados, comidas precocinadas y la mayoría de los productos que inundan los supermercados. Cuanto más procesado está un alimento, más lejos está de ser realmente nutritivo.

¿Por qué dañan tu salud? El consumo frecuente de estos productos se ha relacionado con un mayor riesgo de obesidad, diabetes tipo 2, hipertensión y enfermedades cardiovasculares. Y esto no es casualidad. Muchos de estos productos contienen aceites de mala calidad, grasas trans, harinas refinadas y azúcares añadidos que favorecen un estado de inflamación crónica en el organismo, contribuyendo al daño en tus arterias. Además, al ser pobres en fibra y ricos en aditivos, afectan negativamente a la microbiota, favoreciendo la disbiosis y aumentando la permeabilidad intestinal. Y por si no fuera suficiente, los azúcares ocultos y los hidratos de carbono refinados generan picos constantes de glucosa e insulina, favoreciendo la resistencia a la insulina, la diabetes tipo 2 y el síndrome metabólico. Vamos, una maravilla.

Y si hay un tipo de grasas que deberíamos evitar a toda costa, estas son las de tipo trans, que están presentes en muchos productos ultraprocesados como bollería industrial, margarinas, comida rápida y algunos productos precocinados. ¿Por qué nos dañan? Porque elevan el c-LDL y reducen el c-HDL, favoreciendo la inflamación y lesionando nuestras arterias. De hecho, la OMS ha instado a eliminarlas completamente de la alimentación, pues no hay una cantidad segura para su consumo.

Sin duda, la ciencia ha avanzado mucho, pero un concepto básico se mantiene: comer alimentos frescos, menos procesados y en porciones adecuadas sigue siendo la clave.

Y entonces ¿cuál de todos es el mejor enfoque alimentario? Hemos visto que cada uno tiene sus ventajas y desventajas. Lo fundamental es que no existe una única dieta perfecta que funcione para todos. Por eso será que existen tantos enfoques, ¿no?

Pero lo más importante de todo es el cumplimiento: elegir un estilo de alimentación que puedas mantener a largo plazo sin sentir que es una tortura, y evitar los extremos, pues las dietas restrictivas suelen ser difíciles de seguir y pueden dañar tu salud; además, debería adaptarse a tu vida, tus gustos y necesidades, y no al revés.

Según mi opinión, se trata de construir buenos hábitos y de ser flexible, de encontrar un equilibrio, no de perseguir la perfección. Y, a la vez, disfrutar del placer de la comida, como un acto de autocuidado, no de sacrificio.

Para mí, una alimentación cardioprotectora se resume en los puntos siguientes:

- Prioriza los alimentos naturales y minimiza los ultraprocesados.
- Se basa en un consumo prioritario de verduras, frutas, legumbres y frutos secos.
- Usa aceite de oliva virgen extra como grasa principal.
- Reduce el azúcar y las harinas refinadas.
- Incluye proteínas de calidad: pescado azul, huevos, carnes blancas.

Y un consejo: escucha a tu cuerpo y encuentra un patrón que puedas sostener en el tiempo. Tu cuerpo no necesita restricciones extremas ni reglas absurdas. Necesita variedad, equilibrio y alimentos que nutran y protejan tu salud.

Y aquí entra en juego el famoso «plato saludable de Harvard». ¿Cómo se construye? ¡Muy fácil! Imagina tu plato dividido en tres partes: la mitad (50 por ciento) debe estar lleno de vegetales y hortalizas de todos los colores y frutas. La otra mitad se divide en dos: un cuarto para las proteínas saludables (como el pescado, el pollo, las legumbres, tofu o los frutos secos) y el otro cuarto para hidratos de carbono integrales (como el arroz integral, quinoa, avena, pan de centeno o pan cien por cien integral). Todo ello acompañado de grasas saludables, como el aceite de oliva virgen extra.

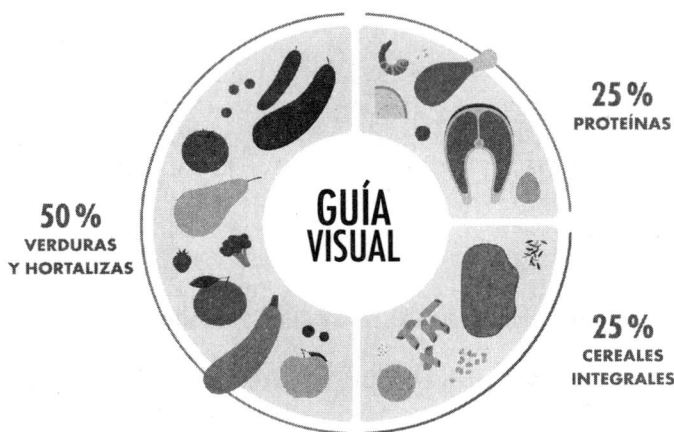

50%
VERDURAS
Y HORTALIZAS

GUÍA VISUAL

25%
PROTEÍNAS

25%
CEREALES
INTEGRALES

Figura 5. El plato de Harvard es una guía visual para una alimentación saludable que enfatiza la proporción adecuada de nutrientes esenciales.

A lo largo de los años, también he visto cómo ciertos mitos alimentarios han generado confusión:

× ¿Los edulcorantes son la solución? Algunos pueden alterar la microbiota y aumentar el apetito.

× ¿El café es malo para el corazón? No necesariamente. Consumido con moderación, tiene efectos antioxidantes y protectores.

× ¿La carne roja es veneno? No, pero debe consumirse con moderación y priorizar carnes magras.

× ¿Las grasas son malas? No, ¡no todas las grasas son malas! Hay grasas saludables que protegen tu corazón y ayudan a reducir el c-LDL. Y además son fundamentales para la absorción de vitaminas y la producción de hormonas. Son las grasas buenas, también llamadas «insaturadas», que pueden ser monosaturadas (están en el aceite de oliva, el aguacate y las nueces) y poliinsaturadas (se encuentran en pescados grasos como el salmón, en las semillas y los frutos secos). Las grasas que debemos consumir con moderación o evitar son las saturadas, que se encuentran en alimentos de origen animal (carne roja, mantequilla y quesos) y en algunos aceites tropicales (coco o palma). Y las de peor calidad para nuestra salud son las grasas trans, que anteriormente hemos comentado, producidas de forma artificial y presentes en ultraprocesados, frituras y algunos productos horneados. Estas grasas trans aumentan el riesgo de enfermedades cardiovasculares y, por ello, es aconsejable evitarlas por completo.

El caso de Carlos: el error de los ultraprocesados saludables

Carlos, de treinta y cinco años, creía llevar una dieta sana porque consumía productos etiquetados como «light» o «bio». Tras un análisis, descubrimos que presentaba niveles elevados de triglicéridos. Le expliqué que muchos de esos productos contenían azúcares ocultos y grasas de baja calidad. Tras cambiar a una alimentación basada en alimentos frescos y naturales, Carlos no solo mejoró sus niveles de lípidos, sino que también perdió 5 kilos en tres meses.

Uno de los mayores retos a la hora de elegir alimentos es enfrentarse a las etiquetas. Saber leerlas es de vital importancia para evitar azúcares ocultos o grasas poco saludables.

¿Cuántas veces has leído «light» en el envase de un producto y has pensado que era saludable? Es fundamental aprender a descifrar lo importante: revisa primero el contenido de azúcares añadidos y el azúcar «oculto» detrás de muchos nombres como «fructosa», «jarabe de maíz» o «dextrosa», y después fíjate en las grasas y evita las hidrogenadas o trans. Además, el orden importa: los ingredientes están listados de mayor a menor cantidad: si el primero es «azúcar», lo mejor es buscar otra opción. Siempre prioriza alimentos con listas de ingredientes cortas y fáciles de entender.

Por tanto, cuidar nuestro corazón no es cuestión de hacer cambios drásticos de un día para otro, sino de incorporar pequeños hábitos que se mantengan a largo plazo. Es un compromiso diario con nuestra salud: cocinar más en casa, planificar las comidas y disfrutar de alimentos frescos que no solo nutran nuestro cuerpo, sino que también fortalezcan los lazos con quienes compartimos la mesa. Aunque el verdadero secreto radica en la constancia; cada pequeño paso suma, y el cambio duradero comienza con el compromiso diario.

Porque al final la pregunta no es: «¿qué puedo comer?», sino: «¿qué quiero darle a mi cuerpo para que me acompañe sano durante muchos años?».

Mensajes clave

- Los alimentos nos protegen o nos enferman.
- La dieta mediterránea es una de las más cardioprotectoras según la ciencia.

- No existe una dieta única para todos, pero sí principios universales.
- La clave está en el equilibrio, la variedad y la sostenibilidad.

15

Ejercicio físico: el movimiento es vida

Imagina que llegas a los ochenta años con energía, sin dolores ni achaques, pudiendo viajar, jugar con tus nietos y disfrutar de tu vida sin depender de nadie. Ahora imagina el escenario contrario: dificultad para moverte, fragilidad, dependencia y una vida llena de limitaciones. La diferencia entre una vida y la otra no es el azar, ¡es el movimiento! Pero ¿por qué es tan importante moverse? Cuando pensamos en el ejercicio, solemos imaginarlo como una forma de perder peso, una cuestión estética o para estar en forma. Pero hay algo mucho más profundo: el ejercicio es una necesidad biológica. Nuestros músculos no son solo fibras que nos permiten movernos, sino que son un órgano clave para nuestra salud. Cuando te mueves, tu cuerpo libera hormonas y sustancias esenciales para el organismo. Y aquí entra en juego un elemento que pocas personas conocen: las mioquinas. Piensa en los músculos como en una fábrica que, al ponerse en marcha, produce sustancias beneficiosas. Las mioquinas son sustancias liberadas por el músculo durante el ejercicio que viajan por el cuerpo enviando mensajes que llevan instrucciones a varios órganos para mejorar la salud. ¿Qué hacen? Funciones tales como: reducir la inflamación, mantener sanos los vasos sanguíneos y mejorar el metabolismo de la glucosa y las grasas. Así, intervienen optimizando el uso y la eficiencia de la glucosa en las células debido a que mejoran la sensibilidad a la insulina, lo que disminuye el riesgo de diabetes tipo 2. Y mejoran también el perfil lipídico y su calidad: disminuyen los triglicéridos y el c-LDL, y aumenta el c-HDL. Todo ello reduce el riesgo de infartos y accidentes cerebrales. Pero, además protegen contra enfermedades como el alzhéimer al estimular la producción de una proteína llamada BDNF (*brain derived neurotrophic factor* o factor neurotrófico derivado del cerebro) que mejora la memoria e interviene en la creación de nuevo tejido cerebral. Asimismo, mejoran la depresión. También fortalecen el sistema inmunológico ayudando a combatir infecciones y reduciendo el riesgo de enfermedades autoinmunes. Y, además, protegen contra el cáncer. Un estudio publicado en *JAMA Internal Medicine*[53] analizó los datos de 1,44 millones de adultos y mostró que el ejercicio reduce el riesgo de varios tipos de cáncer, incluidos el de colon y mama, al regular el crecimiento celular.

En otras palabras, cada vez que te mueves, tu músculo se convierte en una farmacia natural que protege tu corazón, tu cerebro, tu metabolismo y tu sistema inmunológico.

———

Tu músculo no es solo un conjunto de fibras, es un órgano clave para tu salud. Cuando se pone en marcha, fabrica mioquinas, unas sustancias muy beneficiosas para tu salud. Por tanto, moverte, además de reformar tu cuerpo, modifica toda tu química interna.

———

El caso de Ángel:
cómo el ejercicio le cambió la vida

Ángel tenía cincuenta y tres años cuando llegó a mi consulta. Con sobrepeso, colesterol alto y prediabetes, pasaba más de diez horas al día sentado frente al ordenador. Su vida giraba en torno a su trabajo y, al llegar a casa, solo tenía fuerzas para desplomarse en el sofá. Empezamos con un plan sencillo: caminar diez minutos cada mañana. Nada más. Solo necesitaba dar este primer paso. A las pocas semanas había aumentado a treinta minutos diarios y, además, había añadido ejercicios de fuerza dos veces por semana. Dos meses después, Ángel había bajado de peso, su colesterol y glucosa estaban en valores normales y, lo más importante, tenía una nueva actitud ante la vida. «Es como si me hubieran quitado veinte años de encima», me dijo.

Ahora bien, ¿qué pasa si no usamos nuestros músculos? A partir de los treinta años, y de forma progresiva,
empezamos a perder músculo, que se acelera con el paso
del tiempo. A esta disminución progresiva de la masa
muscular se le llama sarcopenia. Y no es solo un problema
estético; es una de las principales causas de fragilidad en
la vejez. Las personas con poca masa muscular tienen más
riesgo de caídas, fracturas y dependencia. Pero lo más preocupante es que la sarcopenia aumenta el riesgo de muerte
prematura. Por este motivo, mantener el músculo no es
solo para los jóvenes o los atletas; es una inversión en salud para vivir más y mejor.

**Menos músculo = más riesgo de caídas, fracturas,
hospitalizaciones, pérdida de independencia
y mortalidad prematura.**

Si el ejercicio viniera concentrado en una pastilla, sería
el medicamento más recetado del mundo. Y lo mejor es

que no tiene efectos secundarios. ¿Conoces algún otro fármaco así?

**El ejercicio es el mejor fármaco para el corazón
y, además, sin ningún efecto secundario.
No hay otro igual. La pregunta es:
¿por qué no se usa más?**

El problema es que seguimos viendo el ejercicio como algo opcional, cuando en realidad debería ser una prescripción médica. Como cardióloga, lo veo todos los días en la consulta. No es suficiente recomendarlo; debemos prescribirlo: qué tipo de ejercicio hacer, cómo hacerlo y en qué cantidad. También debemos guiar a las personas a modificar su estilo de vida y solucionar la raíz del problema, porque el sedentarismo es la nueva epidemia silenciosa que mata cada vez más.

¿Y cuánto ejercicio necesitas? Aquí viene otro mito. Seguramente has escuchado que hay que caminar diez mil pasos al día. ¿Sabes de dónde viene este número? No de la ciencia, desde luego, sino de una campaña publicitaria de un podómetro japonés en los años sesenta. Una empresa llamada Yamasa lanzó un podómetro llamado Manpo-Kei, que en japonés significa «medidor de diez mil pasos». ¿Por qué eligieron ese número? Porque en japonés, «diez mil pasos» (*manpo*) sonaba atractivo y fácil de recordar. Pero la realidad es que, décadas después, investigaciones científicas han analizado la relación entre los pasos y la salud. Y han mostrado que entre siete y ocho mil pasos al día ya reducen significativamente el riesgo de muerte prematura.[54] Eso no significa que tengamos que hacer el mínimo esfuerzo posible. Al contrario, lo importante es adaptarlo a nuestra capacidad física y cardiorrespiratoria. Si llevas mucho tiempo sin realizar ejercicio, tus músculos estarán completamente desadaptados y tu capacidad respiratoria, disminuida. No quiero que te sientas desmotivado o pienses que el ejercicio solo es para quienes han estado activos toda su vida, la verdad es que nunca es tarde para empezar. El cuerpo humano tiene una capacidad asombrosa para adaptarse y mejorar, independientemente de la edad o el nivel de condición física actual.

¿Cómo empezar? Si te sientes abrumado por la idea de empezar un plan de ejercicio, comienza con pequeños pasos. Elige una actividad que disfrutes, como caminar, bailar o nadar. Y empieza con sesiones cortas de diez a quince minutos, aumentando gradualmente la duración. Fija un horario estable, bloquea este espacio en tu agenda y no te lo saltes. Y añade ejercicios de fuerza dos veces a la semana; puede ser con pesas, con bandas elásticas o con el peso de tu propio cuerpo. Si es posible, encuentra un compañero de actividad que te apoye, porque si un día te falla el ánimo, él tirará de ti. Pequeños pasos, realizados de forma consistente, se suman para formar un hábito que durará toda la vida.

¿Y cuál es la mejor actividad de todas ellas? Sin duda, aquella que te haga disfrutar y te empuje a volver a repetir. Es la mejor manera para continuar con el plan establecido. Lo importante es ser constante y regular, manteniéndolo en el tiempo como parte de tu nuevo estilo de vida. Así que te animo a que pruebes y encuentres aquello que más te guste: bailar, nadar, ir en bicicleta, yoga..., cualquier actividad que te haga salir de tu zona de confort y moverte. Y avanza, aunque sea poco a poco, porque siempre es mejor que no empezar.

El caso de Julia:
nunca es tarde para empezar

Julia tenía cincuenta y cinco años y jamás había hecho ejercicio. Su excusa era siempre la misma: «No tengo tiempo, ya es tarde para mí». Hasta que un chequeo médico mostró que tenía hipertensión y riesgo de diabetes. Decidimos empezar con algo pequeño: caminar quince minutos al día; nada más. Con el tiempo aumentó la duración y añadió ejercicios de fuerza. Hoy, con sesenta años, Julia tiene su presión arterial y su glucosa bajo control. Y lo más importante: tiene energía, se siente fuerte y su calidad de vida ha mejorado significativamente.

**Nunca es tarde para empezar,
lo importante es dar el primer paso.**

Y si hablamos de tiempo, la OMS recomienda al menos ciento cincuenta minutos de actividad moderada a la semana. Es decir, treinta minutos al día, cinco días a la semana. ¿En qué se traduce esto? Pues en caminar a paso ligero, nadar, ir en bicicleta o practicar deportes como el yoga o el pilates. O si prefieres entrenar menos o no tienes tanto tiempo, puedes optar por setenta y cinco minutos de ejercicio intenso a la semana, como correr o entrenar con intervalos de alta intensidad (HIIT, por sus siglas en inglés).

Aunque este número puede parecer desalentador al principio, es más accesible de lo que parece. La clave está en lo que ya hemos comentado: encontrar una actividad que te guste y hacerla parte de tu rutina diaria, e ir de menos a más, poco a poco y sin dejar de avanzar.

Y cuál es mejor, ¿el ejercicio aeróbico o el anaeróbico?

El ejercicio aeróbico, como caminar, correr, nadar o ir en bicicleta, es fundamental. Pero hay algo igual de importante y muchas veces olvidado: el entrenamiento de fuerza, clave para la longevidad. ¿Y cómo lo hacemos? Puedes usar pesas o gomas elásticas, aunque no es imprescindible. Un excelente punto de partida es usar el peso de tu propio cuerpo haciendo sentadillas, flexiones o planchas.

Lejos de ser solo para culturistas, levantar pesas o hacer ejercicios de resistencia aumenta la masa muscular y la fuerza, ayudando a prevenir la sarcopenia y la fragilidad. También fortalece los huesos y previene la osteoporosis, reduciendo el riesgo de fracturas, y mejora la postura, previniendo los dolores de espalda. Asimismo, la evidencia científica respalda que la realización regular de ejercicios de fuerza tiene beneficios significativos para la salud cardiovascular. Por ejemplo, la *Guía de la Sociedad Europea de Cardiología de 2020 sobre cardiología del deporte y el ejercicio en pacientes con enfermedad cardiovascular* destaca que las ganancias óptimas de fuerza se logran cuando el entrenamiento de resistencia se lleva a cabo de dos a tres veces por semana.[55]

¿Lo ideal? Combinar los dos tipos, el aeróbico y el anaeróbico; es la estrategia más inteligente para mejorar la salud del corazón a largo plazo.

———————

Lo ideal es combinar el ejercicio aeróbico con el entrenamiento de fuerza.

———————

Mensajes clave

- Moverse no es solo una cuestión estética; es una necesidad biológica.
- El músculo es un órgano vital que produce mioquinas, regulando la inflamación y el metabolismo. Protege el corazón, el cerebro y el sistema inmunológico.
- La pérdida de músculo (sarcopenia) acelera el envejecimiento, aumentando la fragilidad y la mortalidad.

- El ejercicio es el mejor fármaco, el más poderoso para prevenir infartos, hipertensión, diabetes y alzhéimer. Y lo mejor: no tiene efectos secundarios.
- La clave es combinar ejercicio aeróbico y fuerza.
- Nunca es tarde para empezar: incluso pequeños cambios mejoran tu salud.
- Muévete más, preocúpate menos.

16

Sueño y descanso:
el guardián de tu corazón

Imagina que, tras un día agotador, finalmente te tumbas en la cama esperando un merecido descanso y un sueño reparador; sin embargo, das vueltas en la cama y tu mente sigue repasando cosas pendientes y preocupaciones. A la mañana siguiente te levantas más cansado que antes, irritable y sin energía. ¿Te suena familiar? Esta experiencia, más común de lo que piensas, no solo afecta tu estado de ánimo, sino que tiene profundas implicaciones en la salud de tu corazón.

Dormir mal y poco se ha convertido en un problema

común en nuestra sociedad moderna, donde las prisas y los ritmos acelerados marcan nuestro día —llenos de cortisol y adrenalina— y ello nos pasa factura al llegar la noche. Y así como ha ido tu día, irá tu noche.

Solemos pensar que dormir es simplemente «desconectar», pero, en realidad, el cuerpo sigue trabajando en un segundo plano. Durante la noche ocurren procesos fundamentales para nuestra salud: se reparan tejidos, se regulan hormonas, se consolida la memoria y se reduce la inflamación. Además, el corazón aprovecha este periodo para disminuir su carga de trabajo.

Así, el sueño no es un proceso homogéneo y lineal, sino que se van alternando dos grandes etapas que se repiten en ciclos durante toda la noche: el sueño profundo o sueño no REM y el sueño ligero o sueño REM. El sueño profundo o no REM (se llama así porque no hay movimientos oculares rápidos bajo los párpados; de ahí la sigla REM: *rapid eye movement*) es el sueño reparador y supone el 75-80 por ciento del tiempo total de sueño. Durante esta etapa, la presión arterial y la frecuencia cardíaca disminuyen, lo que reduce la carga sobre el corazón. También se liberan hormonas como la melatonina y la hormona del crecimiento, esenciales para la regeneración celular. La otra etapa, el sueño REM o sueño ligero, supone aproximadamente el otro 20-25 por ciento restante. En esta fase ocurren los sueños más vívidos o al menos los que podemos recordar. Aunque el cerebro está activo, el cuerpo permanece inmóvil. En esta fase pueden ocurrir fluctuaciones en la frecuencia cardíaca y la presión arterial; también se procesan las emociones y pensamientos del día, ayudándonos a mantener el equilibrio emocional y reducir el impacto del estrés.

Un sueño saludable mantiene un equilibrio entre ambas fases, asegurando que el cuerpo pase suficiente tiempo en el sueño profundo para permitir la recuperación y la regulación de los sistemas vitales.

Durante años se ha recomendado dormir entre siete y nueve horas diarias para mantener una buena salud, aunque ello ha sido objeto de discusión y algunos estudios han planteado que la duración ideal del sueño puede variar de una persona a otra, dependiendo de diversos factores, como la genética, la edad, el estilo de vida y las condiciones personales.[56] Por ejemplo, en el primer trimestre del embarazo aumentan las necesidades de sueño y se considera completamente normal. En la misma línea, la American Heart Association, un organismo relevante en medicina, respalda esta recomendación, ya que en algunos estudios se ha observado que las personas que duermen menos de seis horas diarias presentan mayor riesgo de enfermedades cardiovasculares y muerte prematura.[57]

Pero no solo importa cuánto duermes, sino también cómo. No basta con acumular horas de sueño, sino que este debe ser de calidad y reparador. Dicho de otra forma: si duermes una cantidad adecuada de horas, pero estas son de sueño superficial, interrumpido o de mala calidad, también estás en riesgo.[58] En este sentido, el cardiólogo Valentín Fuster remarca que no es tanto la cantidad de horas que duermes, sino cuánto tiempo pasas en las etapas profundas del sueño lo que realmente marca la diferencia en términos de salud cardiovascular.

¿Y por qué es tan importante un sueño profundo reparador y sin interrupciones? Un sueño fragmentado impide que el cuerpo complete sus ciclos de reparación y mantenimiento. Además, altera el sistema nervioso autónomo, que es el encargado de regular el ritmo cardíaco y la presión arterial; esto conlleva que ni el uno ni la otra disminuyan como deberían hacerlo en condiciones normales. Se genera, por tanto, un estado de alerta constante que, con el tiempo, contribuye al desarrollo de hipertensión, inflamación crónica y alteraciones metabólicas.

Dormir mal de forma crónica tiene efectos devastadores en el organismo. Por ejemplo, se alteran las hormonas que regulan el apetito, aumentando la grelina (hormona del hambre) y reduciendo la leptina (hormona de la saciedad). Esto favorece la obesidad, la resistencia a la insulina y el aumento del riesgo de diabetes. Y también eleva los niveles de cortisol (la hormona del estrés), lo que puede dañar el corazón y aumentar la presión arterial. Además, genera inflamación en los vasos sanguíneos, contribuyendo a la aterosclerosis y a un mayor riesgo de enfermedades del corazón. Y, a la vez, puede quedar afectada la función del sistema inmunológico, aumentando la predisposición a infecciones.

Varios estudios han mostrado que quienes padecen insomnio crónico o apnea del sueño (trastorno por el que las personas, mientras duermen, dejan de respirar desde varios segundos hasta minutos, varias veces durante la noche) presentan mayores niveles de inflamación, hipertensión y mayor riesgo de enfermedades cardiovasculares.[59] Además, los episodios frecuentes de falta de oxígeno en la apnea causan un estrés extremo en el corazón, lo que puede desencadenar algunas arritmias como la fibrilación auricular.[60]

El caso de Marta:
un giro en su salud cardiovascular

Marta, una mujer de cuarenta y cinco años, siempre había tenido dificultades para conciliar el sueño. Consideraba el insomnio como una parte normal de su vida y no le daba mayor importancia. Sin embargo, tras sufrir un infarto, decidió buscar ayuda. En la consulta le propuse realizar algunos cambios: establecer una rutina de sueño regular, evitar el uso de dispositivos electrónicos antes de acostarse y reducir el consumo de cafeína y alcohol. Al principio fue un desafío importante, pero con el tiempo notó mejoras significativas. No solo dormía mejor, sino que su presión arterial disminuyó y se sentía con más energía y ánimo. Este cambio en sus hábitos de sueño contribuyó de manera crucial a su recuperación cardíaca.

En la consulta a menudo observo que muchos de mis pacientes tienen el hábito de dormir la siesta. Pero ¿es realmente beneficiosa para nuestra salud cardiovascular? Este acto forma parte de muchas culturas y, lejos de ser un hábito perjudicial, puede ser beneficioso en algunos casos. Diversos estudios sugieren que una siesta breve, de entre diez y treinta minutos, a primera hora de la tarde, puede tener efectos positivos en la salud, mejorando la concentración, reduciendo el estrés y beneficiando al sistema cardiovascular. De hecho, un estudio indicó que una siesta corta podría ayudar a reducir el riesgo de enfermedades cardíacas, al disminuir la presión arterial y el estrés.[61] Sin embargo, si la siesta se prolonga demasiado o se realiza tarde en el día, puede alterar el ritmo circadiano y afectar al sueño nocturno, lo que puede contrarrestar sus efectos positivos. Y si la necesidad de dormir la siesta se vuelve habitual o excesiva, podría estar señalando un mal descanso nocturno.

Si alguna vez te has quedado mirando al techo en plena madrugada, frustrado porque el sueño no llega, sabrás lo desesperante que puede ser. Intentas acomodarte, cierras los ojos con fuerza, pero tu mente sigue activa, repasando lo que hiciste y lo que tienes pendiente mañana. Y cuanto más te esfuerzas en dormir, más imposible parece. Pero ¿y si en lugar de luchar contra el insomnio, preparamos el terreno para que el sueño llegue de manera natural? Dormir bien no es cuestión de suerte ni de genética, es cuestión de hábitos y rutinas. Y al igual que no esperarías correr un maratón sin entrenar, tampoco puedes esperar dormir profundamente si durante el día has estado acumulando estrés, estimulantes y luces brillantes que engañan a tu cerebro. El sueño es, en realidad, un reflejo de cómo ha sido tu día. Cuanto más tranquilo y equilibrado, mejor dormirás.

Uno de los peores saboteadores del sueño es la luz azul de las pantallas. Nuestro cerebro está programado para asociar la luz con el día y la oscuridad con la noche. La exposición a pantallas antes de dormir engaña a nuestro reloj biológico, suprimiendo la producción de melatonina, la hormona que nos induce al sueño. Por eso, reducir el uso de dispositivos electrónicos al menos una hora antes de acostarse puede ser beneficioso. Asimismo, sustituir el móvil por un libro o una actividad relajante, como escuchar música tranquila, también nos ayuda a desconectar.

Por otro lado, el café y el alcohol pueden jugar en contra de un descanso reparador. La cafeína tiene una vida media de varias horas, lo que significa que ese café de la tarde tal vez siga haciendo efecto a la hora de dormir. Y aunque el alcohol puede dar la sensación de relajar, en realidad interrumpe las fases profundas del sueño, haciendo que nos despertemos más veces durante la noche y el descanso sea menos reparador.

La temperatura del cuerpo también influye más de lo que imaginamos. El sueño se inicia cuando la temperatura corporal baja, por eso dormir en un ambiente fresco favorece el descanso. La recomendación es mantener la habitación a unos 18-20 grados, a oscuras y silenciosa. Y, si es posible, darse una ducha caliente antes de acostarse. Puede sonar contradictorio, pero el agua caliente dilata los vasos sanguíneos de la piel, permitiendo que el calor se disipe más rápido y el cuerpo alcance la temperatura ideal para dormir.

Un factor importante a considerar es el estrés, otro gran ladrón del sueño. Si tu mente está llena de pensamientos sobre temas pendientes, es muy difícil que el sueño llegue. Aquí es donde entran las rutinas nocturnas: escribir en un cuaderno lo que te preocupa o hacer una lista de tareas para el día siguiente puede ayudarnos a liberar la mente.

Asimismo, la actividad física ayuda a regular el sueño, pero es importante evitar hacerla justo antes de acostarnos. La respiración profunda o la meditación son técnicas que igualmente nos pueden ir bien, ayudándonos a relajarnos y prepararnos para un sueño reparador.

Y aunque parezca un detalle menor, la regularidad en los horarios es clave. Nuestro cuerpo ama las rutinas, de modo que acostarse y levantarse a la misma hora todos los días, incluso los fines de semana, refuerza nuestro ritmo circadiano, facilitando que el sueño llegue sin esfuerzo.

Así como cuidamos nuestra alimentación y hacemos ejercicio, es esencial darle al sueño la importancia que merece. Por tanto, dormir bien también es una cuestión de cuidados durante el día y hábitos o rutinas antes de irse a la cama. Un buen descanso no es un lujo, sino una necesidad vital. Es el guardián invisible que cuida de tu corazón. Y al final, así como haya ido tu día, será tu noche.

En el próximo capítulo exploraremos cómo las emociones, la salud mental y el estrés influyen en nuestro bienestar y la salud del corazón. Y qué estrategias podemos implementar para manejarlos de forma efectiva.

Mensajes clave

- El sueño es un pilar fundamental para la salud del corazón: un descanso de calidad no solo mejora nuestro bienestar diario, sino que protege nuestro sistema cardiovascular a largo plazo.

- La duración óptima recomendada es entre siete y nueve horas diarias.

- No solo importa la cantidad, también la calidad.

- Durante el sueño, nuestro cuerpo se repara y realiza funciones vitales para su correcto funcionamiento. Es vital para ello mantener un buen equilibrio entre las distintas etapas del sueño.

- Establecer rutinas y ambientes propicios para el sueño puede mejorar su calidad.

17

Estrés, emociones y salud mental: conexión mente-corazón

Imagina que estás en casa, relajado, disfrutando de una tarde tranquila. De repente suena tu móvil. Miras la pantalla y ves un número desconocido. No has contestado todavía, pero tu cuerpo ya ha reaccionado: tu corazón se acelera, tu respiración se agita y un nudo se instala en tu estómago. ¿Te suena familiar? Es el estrés, ese sistema de alarma que, en cuestión de segundos, prepara a tu cuerpo para actuar, incluso antes de que tomes una decisión. Y hasta cierto punto, esta respuesta es útil. Nos mantiene alerta y nos impulsa a reaccionar ante un desafío. De hecho, esta respuesta ancestral nos ayudó a sobrevivir como especie durante miles de años, pues el estrés significaba a menudo un depredador acechando. Así, en esas circunstancias, el cuerpo liberaba adrenalina y cortisol, que aumentaban la frecuencia cardíaca y preparaban los músculos para correr o pelear. Una vez pasaba la amenaza, todo volvía a la normalidad.

Sin embargo, en nuestra sociedad moderna, el «depredador» no es un león en la sabana, sino el tráfico, un correo electrónico urgente, las notificaciones en el móvil, las redes sociales, las preocupaciones laborales, familiares o económicas... Y lo peor de todo es que esas amenazas nunca desaparecen. ¿Qué sucede entonces cuando esta alarma nunca se apaga? Aquí es cuando el estrés deja de ser una respuesta eficaz y se convierte en una amenaza para nuestra salud. Pasamos a vivir en un estado de alerta permanente, donde el cortisol y la adrenalina se mantienen elevados. Y uno de los órganos que más sufre sus consecuencias es el corazón.

El estrés no es solo un estado mental,

es un tsunami en tu cuerpo.

El estrés no va solo de estar nervioso o de tener muchas cosas en la cabeza. Es una cascada biológica que recorre todo el organismo. Imagina que tu cuerpo es una gran ciudad y que tu cerebro es el centro de mando. Cuando percibe un peligro, ya sea real o imaginario, el cerebro enciende una alarma activando el eje hipotálamo-hipófiso-suprarrenal, una especie de sistema de emergencia que en cuestión de segundos libera adrenalina y cortisol. Desde el hipotálamo (una región profunda del cerebro) se envía una señal que viaja a la hipófisis (una glándula situada en el cerebro), que a su vez actúa como una central telefónica enviando un mensaje a las glándulas suprarrenales (las fábricas de hormonas situadas sobre los riñones). Las suprarrenales liberan adrenalina y cortisol, dos sustancias que preparan al cuerpo para reaccionar. La adrenalina es como el acelerador de un coche: aumenta la frecuencia cardíaca, eleva la presión arterial, dilata las pupilas, tensa los músculos y bombea más sangre a los órganos vitales, y todo con el fin último de luchar o huir del depredador. El cortisol, en cambio, es como un gestor de recursos: libera glucosa en sangre para proporcionar energía extra y suprime funciones «no esenciales» como la digestión o el sistema inmunológico. Esta respuesta diseñada para hacernos actuar rápidamente ante un peligro nos ha permitido sobrevivir como especie. El problema surge cuando este sistema está siempre activo, día tras día, y el organismo permanece en un estado de hipervigilancia constante, pues con el tiempo termina dañándolo.

La idea de que «todo comienza en la mente» cobra mucha relevancia aquí. El cerebro no solo controla el eje hipotálamo-hipófisis-suprarrenal, sino también el sistema nervioso autónomo, que es como el «piloto automático» de tu cuerpo, ya que se encarga, sin que tú tengas que pensar en ello, de funciones esenciales para tu supervivencia como respirar, digerir los alimentos, que tu corazón lata o regular tu temperatura. Este sistema tiene dos «equipos» que trabajan en equilibrio, como si fueran el acelerador y el freno de un coche. El sistema simpático (el acelerador) actúa aumentando la frecuencia cardíaca, la presión arterial, dilata tus pupilas, te hace respirar más rápido y prepara tus músculos para actuar; es tu modo «lucha o huida». Por su parte, el sistema parasimpático (el freno) tiene la función de mantener el cuerpo en un estado de calma y equilibrio, interviniendo en el descanso, la regeneración celular y la digestión. El equilibrio entre ambos es clave para mantener la salud. Así, cuando el cerebro está sometido a niveles altos de estrés, estos sistemas se alteran: se activa el simpático y, a la vez, se inhibe el parasimpático. Además, el sistema nervioso autónomo también manda señales al hipotálamo para reforzar la respuesta del eje hipotálamo-hipófisis-suprarrenal y a las glándulas suprarrenales para liberar más catecolaminas en sangre (adrenalina, noradrenalina y cortisol). De este modo, el estrés mantenido resulta en un verdadero tsunami en nuestro organismo.

El corazón es el que sufre las consecuencias de todo ello: las arterias se endurecen, aumentando el riesgo de hipertensión; aumentan los factores que intervienen en la coagulación y las plaquetas, lo que favorece la formación de coágulos, y además promueve la acumulación de grasa visceral y eleva el nivel de azúcar en sangre, lo que puede provocar resistencia a la insulina y aumentar el riesgo de diabetes. En suma, todo este proceso contribuye a la inflamación de bajo grado y a la acumulación de placa en las arterias, disparándose el riesgo cardiovascular: mayor posibilidad de sufrir arritmias, infartos y accidentes cerebrovasculares. Pero no solo eso, pues también deprime el sistema inmunológico, predisponiéndonos a las infecciones. Y, cómo no, afecta al sueño, que, como hemos visto, es esencial para la reparación y la regeneración del cuerpo.

Julia y el síndrome del corazón roto

Recuerdo a Julia, una paciente que llegó a urgencias convencida de que estaba sufriendo un infarto. Tenía sesenta y dos años y una vida marcada por el estrés:

problemas laborales, el reciente diagnóstico de alzhéimer de su madre y la sensación de vivir una carrera sin meta. Esa tarde, mientras hacía la compra, sintió una presión insoportable en el pecho, falta de aire y un sudor frío que la paralizó. Tras hacerle pruebas, le expliqué que no había sufrido un infarto, sino una miocardiopatía por estrés, también conocida como «síndrome del corazón roto» o Tako-Tsubo. Este trastorno, descrito por primera vez en Japón, provoca un debilitamiento temporal del músculo cardíaco que adopta una imagen similar al artilugio que usan los japoneses para pescar el pulpo japonés (*tako-tsubo*), de ahí el nombre. Está causado por un estrés emocional extremo e imita los síntomas de un infarto. Se ha descrito también en personas que atraviesan pérdidas afectivas, traumas intensos, situaciones adversas o catástrofes naturales como terremotos, inundaciones o incendios. Lo impactante es que el corazón, literalmente, reacciona ante el dolor emocional de forma desproporcionada. Afortunadamente, Julia se recuperó con el tiempo, y comprendió una lección vital: cuidar de nuestras emociones y gestionar el estrés no es un lujo, es una necesidad vital para proteger el corazón.

¿Alguna vez te has preguntado por qué decimos que alguien tiene el «corazón roto» o que algo nos «parte el alma»? Durante siglos, la literatura y el lenguaje popular han relacionado emociones y corazón. Hoy, la ciencia respalda esta conexión.

Así, el bienestar emocional y la salud mental influyen en la salud de nuestro corazón. Por un lado, las emociones positivas como la alegría y la felicidad tienen un efecto protector. Además, la risa (carcajada) no solo mejora el estado de ánimo; también libera endorfinas (las llamadas «hormonas de la felicidad») y la oxitocina (la hormona del placer), que relaja las arterias y reduce la presión arterial.

Un estudio de la Universidad de Harvard encontró

que las personas con una actitud positiva y optimista tenían un 50 por ciento menos de probabilidades de sufrir una enfermedad cardiovascular.[62] Otro estudio, publicado en la prestigiosa *Journal of the American College of Cardiology*, demostró que las emociones negativas mantenidas en el tiempo (ira, tristeza o ansiedad) incrementaban el riesgo de infarto.[63] Además, tras un infarto, la depresión se asociaba con un peor pronóstico, menos cumplimiento del tratamiento y recuperación menos favorable. ¿Por qué ocurre esto? Las emociones no son solo estados de ánimo; generan cambios fisiológicos. Activan el sistema nervioso simpático, aumentando el ritmo cardíaco y la presión arterial; favorecen la inflamación crónica y el estrés oxidativo, que a su vez dañan las arterias y el corazón, y también pueden generar cambios en el comportamiento, como el sedentarismo o los malos hábitos alimentarios que contribuyen a aumentar las enfermedades cardíacas.

Esto no significa que debamos evitar sentir emociones negativas —algo natural e inevitable—, sino que necesitamos aprender a gestionarlas para que no nos dañen.

Y aquí es donde entra en juego un concepto fascinante: la variabilidad de la frecuencia cardíaca (VFC). Aunque pueda parecer contradictorio, un corazón sano no late como un metrónomo perfecto; al contrario, presenta pequeñas variaciones en el tiempo que transcurren entre cada latido. Estas variaciones son un reflejo de la flexibilidad de nuestro sistema nervioso y de su capacidad para adaptarse a los cambios internos y externos. Una alta VFC se asocia con una mejor salud y una mayor resiliencia al estrés, mientras que una baja VFC puede indicar un mayor riesgo cardiovascular y un estado de mayor tensión en el cuerpo.

La VFC nos dice mucho sobre nuestra conexión mente-corazón. Por ejemplo, cuando respiramos profundamente y de manera pausada, activamos el sistema parasimpático y aumentamos nuestra VFC, promoviendo un estado de calma y bienestar. Por el contrario, el estrés crónico, la falta de sueño o una vida sedentaria pueden reducir la VFC y predisponer a enfermedades del corazón. De hecho, los estudios han demostrado que una baja VFC se asocia con un mayor riesgo de hipertensión, arritmias y otros trastornos cardiovasculares.

Pero lo más interesante es que podemos influir en nuestra VFC con pequeños cambios en nuestro día a día. La meditación, la actividad física, una alimentación equilibrada y el simple hecho de practicar la gratitud han demostrado mejorar la VFC y, con ello, nuestra salud cardiovascular. Incluso algunas tecnologías, como los dispositivos de monitorización de la frecuencia cardíaca, permiten medirla en tiempo real y aprender a regularla conscientemente.

Y al igual que no podemos eliminar por completo el estrés de nuestra vida, sí podemos aprender a modular nuestra respuesta ante él. La clave está en potenciar aquellas herramientas que favorecen el sistema parasimpático, el estado de calma. La respiración profunda, como acabamos de nombrar, es una de las herramientas más efectivas para calmar el sistema nervioso actuando como un interruptor que apaga la alarma del estrés. La técnica 4-7-8 (inhalar 4 segundos, retener 7 y exhalar 8) ha demostrado reducir los niveles de cortisol y disminuir la presión arterial hasta 9 mmhg, según un estudio dirigido por el fisiólogo cardiovascular Craighead.[64] Además, puede mejorar la calidad del sueño y reducir la ansiedad, lo que, a su vez, protege el corazón.

También la meditación y el *mindfulness* han mostrado ser herramientas efectivas. Un estudio mostró que disminuía los niveles de cortisol y mejoraba los valores de presión arterial y colesterol.[65] Además, en pacientes enfermos del corazón podría disminuir un 48 por ciento el riesgo de mortalidad, infarto y accidente cerebrovascular según un estudio publicado en *Circulation*, una revista de impacto internacional.[66] El yoga, por su parte, ha sido reconocido por su capacidad para disminuir la presión arterial, la inflamación, la función de los vasos sanguíneos y la ansiedad, mejorando la calidad de vida. Y, asimismo, en un estudio se demostró que también reducía el número de episodios de arritmias como la fibrilación auricular.[67]

Estas técnicas reducen la activación del sistema simpático y la liberación de cortisol, contrarrestando los efectos desfavorables del estrés crónico sobre la frecuencia cardíaca y la presión arterial, potenciando el sistema nervioso parasimpático, que favorece la relajación, el descanso y la regeneración del cuerpo.

Otro elemento que regula la respuesta al estrés y mejora nuestra salud es el ejercicio físico regular, que ayuda a reducir los niveles de cortisol y mejora la función del sistema nervioso parasimpático. Además, si se realiza al aire libre, la conexión con la naturaleza disminuye la actividad del eje hipotálamo-hipófisis-suprarrenal y baja la inflamación crónica. Varios estudios han notificado que pasar tiempo en espacios verdes baja la frecuencia cardíaca y los niveles de cortisol.

Asimismo, rodearte de personas que te apoyen reduce el impacto del estrés. Así, mantener una red de apoyo ha demostrado ser un factor protector frente a las enfermedades cardiovasculares. Por último, y no menos importante, el sueño reparador y de calidad es crucial para mantener a raya el estrés y, por ende, una buena salud cardiovascular.

Porque al final nuestro corazón no solo bombea sangre. También siente, escucha y responde a nuestras emociones. La vida conlleva desafíos, son inevitables, pero lo importante no son las cosas que nos suceden, sino cómo respondemos a ellas.

Al cuidar nuestro interior, no podemos obviar que los lazos que mantenemos con nuestros seres queridos y con la naturaleza también nos protegen. En el siguiente capítulo lo exploraremos.

Mensajes clave

- El estrés no es solo mental; es una cascada biológica que afecta directamente a nuestro corazón.
- El estrés agudo nos protege, pero el crónico nos enferma: vivir en un estado de alerta permanente aumenta el riesgo de hipertensión, infartos y arritmias.
- El síndrome del corazón roto es una prueba de que las emociones pueden afectar físicamente al corazón.
- Emociones como la felicidad y la gratitud tienen un efecto protector sobre el corazón. Pero las negativas como la ira, la tristeza o la ansiedad están relacionadas con un mayor riesgo de enfermedades del corazón.

- Existen herramientas efectivas para regular el estrés y proteger nuestro corazón, como la respiración profunda, la meditación, el *mindfulness*, el yoga, el ejercicio físico y la conexión social.

18

Relaciones sociales y conexión con la naturaleza

Durante años hemos tratado la enfermedad cardiovascular como un problema de colesterol, hipertensión o azúcar en sangre. Pero hay otro factor menos tangible y, sin embargo, igual de poderoso: nuestras relaciones personales. ¿Cómo lo sabemos? Un estudio revolucionario de la Universidad de Harvard,[68,69] que ha seguido a más de setecientas personas durante ochenta años, ha llegado a una conclusión tan impactante como sorprendente: el factor más determinante para una vida larga, feliz y saludable no es la genética ni el ejercicio, ni siquiera el dinero o el poder..., ¡sino la calidad de nuestras relaciones! Quienes tenían vínculos fuertes y satisfactorios no solo eran más felices, sino que también sufrían menos enfermedades cardíacas y vivían más años.

Las relaciones que establecemos con nosotros mismos, con los demás y con el entorno tienen un impacto profundo en la salud cardiovascular.

El caso de Manuel:
la vida que recuperó

Manuel, un empresario de cincuenta y cinco años, siempre había llevado una vida ocupada. Su día se dividía entre reuniones interminables, horarios apretados y la gestión de su negocio. Pero, poco a poco, algo empezó a cambiar. Las comidas rápidas en solitario, el distanciamiento de sus amigos y la falta de tiempo para disfrutar con su familia le pasaron factura. Tras un infarto de corazón, su cardiólogo le dijo algo que nunca olvidaría:

«El estrés y la falta de conexión con quienes te rodean pueden ser tan dañinos para tu corazón como el tabaco o la hipertensión». Esa frase resonó profundamente en Manuel, y decidió tomar un camino diferente. Recuperó la costumbre de comer en familia, retomó el contacto con sus amigos y, cada fin de semana, dedicaba tiempo a pasear al aire libre con su perro. Hoy, Manuel no solo tiene un corazón más fuerte, sino también una vida llena de momentos compartidos y de más calidad.

Numerosos estudios señalan que las personas con redes sociales sólidas tienen un menor riesgo de enfermedades del corazón. En cambio, la soledad y el aislamiento se asocian a un mayor riesgo de infarto. ¿Por qué sucede esto? Porque cuando nos sentimos solos, nuestro cuerpo entra en un estado de alerta: aumenta la producción de cortisol, sube la presión arterial y la frecuencia cardíaca, y se disparan procesos inflamatorios que dañan las arterias. En cambio, cuando estamos rodeados de personas que nos apoyan, estos efectos se reducen. Es como si el corazón se sintiera protegido. En realidad, estamos diseñados para sobrevivir en comunidad.

———————————

**La paradoja de la era digital: más conectados,
pero más solos que nunca.
Y lo que realmente influye
en nuestro bienestar no es tanto la cantidad
de las relaciones como la calidad de las conexiones.**

———————————

Vivimos en un mundo hiperconectado, la era digital, pero nunca hemos estado tan aislados. Podemos tener cientos de «amigos» en las redes sociales y, sin embargo, sentirnos solos. Las relaciones de calidad no se miden por la cantidad de interacciones, sino por esos pequeños momentos de complicidad: una conversación sincera y profunda, esa mirada que sostiene y la certeza de que alguien está ahí cuando lo necesitas. Las conexiones auténticas son como un puente entre dos personas: si el puente es sólido, puede resistir cualquier tormenta, pero si es frágil, cualquier conflicto lo derrumba. Por eso, más que la cantidad de relaciones, lo que realmente importa es su calidad. Un café con un amigo, una cena sin pantallas de por medio, una conversación honesta..., esos pequeños momentos construyen un escudo protector para el corazón. Las conexiones genuinas, con confianza y apoyo emocional nos ayudan a manejar mejor el estrés, a sentirnos comprendidos y a encontrar formas saludables de afrontar los desafíos.

Sin embargo, no solo las relaciones humanas nos protegen. Nuestra conexión con el entorno también juega un papel crucial. La ciencia ha demostrado que vivir en áreas urbanas con abundantes espacios verdes está asociado con menos riesgo de infarto e insuficiencia cardíaca y una menor mortalidad cardiovascular.[70]

**Los paseos por la naturaleza
o por zonas verdes son
un refugio para el alma y el corazón.**

¿Por qué sucede esto? La respuesta está en la biología. Pasar tiempo en un entorno natural reduce los niveles de cortisol y disminuye la inflamación.

Los japoneses han llevado esta idea a otro nivel con el *shinrin-yoku* («baños de bosque»). Esta práctica consiste en sumergirse en la atmósfera del bosque con los cinco sentidos: caminar despacio por él, respirando profundamente y prestando atención a los sonidos de los pájaros, los olores de la madera y la vegetación, y saborear las vistas que nos regala la naturaleza. Varios estudios han revelado que esta práctica reduce el estrés, baja el cortisol y la presión arterial, y fortalece el sistema inmunológico.[71] En otro estudio se demostró que también aumentaba las defensas naturales y mejoraba la vigilancia contra enfermedades como el cáncer.[72]

No es casualidad que los pacientes ingresados en hospitales con vistas a zonas verdes se recuperen más rápido. La naturaleza tiene un poder sanador, quizá porque nos conecta con la esencia de la vida y nos recuerda que, al final, somos parte de un todo, de algo más grande.

Por tanto, si queremos fortalecer nuestro corazón, debemos cuidar nuestras relaciones y reconectar con el entorno.

Uno de los primeros pasos es priorizar el tiempo con nuestros seres queridos, no esperar a que el calendario lo permita, a que «haya tiempo». Pequeños detalles como organizar cenas, salidas, o simplemente una llamada inesperada a ese amigo que hace tiempo que no ves, son fundamentales. Y ocurre lo mismo con aprender a escuchar de verdad. A menudo solo oímos, pero no estamos presentes en lo que realmente nos están diciendo. La conexión genuina se da cuando escuchamos con atención, cuando dedicamos tiempo a comprender lo que el otro comparte con nosotros. También la gratitud es otro gran pilar que fortalece nuestro corazón: agradecer lo que tenemos, en lugar de enfocarnos en lo que nos falta. Esto no solo cambia nuestra perspectiva, sino que reduce el estrés y aumenta la sensación de bienestar. Asimismo, es importante desconectarse para poder conectar: menos pantallas, más abrazos y más naturaleza. Y dedicar tiempo a cuidar de uno mismo, cultivando plantas o simplemente caminando sin prisa. Estos pequeños gestos se convierten en un escudo protector para el corazón.

Y si en algún momento sientes que necesitas ayuda, recuerda: pedir apoyo no es un signo de debilidad, sino de valentía. Cuidar de nuestra salud emocional es tan esencial como velar por la física.

Cultivar vínculos genuinos y reconectar con la naturaleza no solo reduce el estrés, sino que también nos permite vivir una vida más plena y auténtica. A veces la respuesta está en lo simple: una conversación sincera, una risa compartida, un paseo bajo el sol. Porque, al final, nuestro corazón refleja la forma en que vivimos, amamos y sentimos.

Y la verdadera felicidad, esa que deja huella, cobra sentido cuando se comparte.

Mensajes clave

- Las relaciones sociales auténticas son un escudo protector para el corazón.
- La soledad y el aislamiento pueden aumentar el riesgo de enfermedades cardiovasculares.

- Conectar con la naturaleza reduce el estrés y refuerza nuestro bienestar emocional.

- Construir conexiones genuinas con los demás y con nuestro entorno es una de las mejores decisiones para una vida larga y saludable.

TERCERA PARTE

CUIDA TU CORAZÓN: CONVIVIENDO CON LA ENFERMEDAD

19

La importancia de los chequeos médicos: prevenir es mejor que curar

El caso de Carmen:

«Nunca pensé que esto me pasaría a mí»

Carmen era una mujer fuerte y activa. Con cincuenta y seis años, trabajaba como maestra, cuidaba de sus nietos y tenía una energía contagiosa. «Yo no voy al médico porque nunca me he encontrado mal», decía con orgullo cada vez que su hija le mencionaba acudir a su doctora a realizarse un chequeo.

Una mañana, mientras preparaba el desayuno, sintió un dolor extraño en el pecho, como si alguien le apretara con fuerza. «Seguro que es cansancio», pensó, tratando de ignorarlo. Pero el dolor no desapareció y su hija, alarmada, la llevó a mi consulta. «Es una angina de pecho», les dije. Les expliqué que Carmen tenía hipertensión y colesterol alto, probablemente desde hacía años, pero como nunca se había hecho una revisión, esos enemigos invisibles habían avanzado sin ser detectados.

Esa noche, Carmen lloró al pensar en todo lo que podría haber perdido. Desde entonces empezó a cuidarse y se convirtió en una firme defensora de los chequeos médicos. «Cuidarse no es un lujo, es una responsabilidad con uno mismo y con quienes te aman», repite ahora a quien quiere escucharla.

¿Por qué los chequeos son tan importantes? Los chequeos médicos no son alarmas innecesarias; son oportunidades de prevenir problemas antes de que aparezcan. Debemos ser conscientes de que nuestro corazón trabaja silenciosamente y sin descanso, año tras año, acumulando las huellas de nuestros hábitos, emociones y «descuidos». Muchas veces no nos avisa de que algo va mal hasta que ya es tarde.

Por eso mismo, ¿conducirías tu coche tras años sin revisar el aceite, los frenos o las ruedas? Probablemente no, porque sabes que una avería inesperada podría poner en peligro tu vida. Tu cuerpo funciona igual. Los chequeos médicos son como esa revisión periódica que garantiza que todo está en orden, que el motor de tu vida sigue funcionando al cien por cien.

Muchos problemas cardiovasculares, como la hipertensión, el colesterol alto o la diabetes, no presentan síntomas en sus primeras etapas. Son «enemigos silenciosos del corazón» que avanzan sin que te des cuenta, pero que con un simple chequeo pueden detectarse a tiempo y poner solución.

El caso de Manuel:
una revisión a tiempo

Recuerdo a Manuel, de cuarenta y ocho años. Su mujer lo convenció, casi a la fuerza, de venir a la consulta a hacerse un chequeo. «Yo me siento perfectamente», me dijo, incrédulo, cuando le expliqué que tenía la tensión alta y un inicio de diabetes. Lo positivo es que, gracias a pequeños cambios en su alimentación y algo de ejercicio, evitamos lo que podría haber sido un problema más grave años después. Manuel dice ahora: «Ese chequeo me salvó la vida».

Sin embargo, no todos necesitamos las mismas pruebas ni con la misma frecuencia, igual que no revisas con la misma urgencia un coche nuevo que otro con 200.000 kilómetros.

Según las Guías Europeas de Prevención Cardiovascular 2021 de la Sociedad Europea de Cardiología (ESC),[73] la recomendación sobre la frecuencia de los chequeos médicos depende de la edad, los hábitos y el historial de salud de cada persona. De esta forma, antes de los cuarenta años es el momento de construir buenos hábitos, y si no tienes factores de riesgo, un chequeo cada cinco años es suficiente. De los cuarenta a los cincuenta años es cuando pueden aparecer las primeras señales de alerta, por lo que se recomienda una revisión cada dos o tres años, o antes si fumas, tienes sobrepeso o llevas una vida sedentaria. Después de los cincuenta años es el momento crítico y cuando hay que ser constante: una revisión anual es esencial para detectar a tiempo problemas que son más frecuentes con la edad, como la hipertensión, el colesterol alto o las arritmias.

En estos más de diez años en mi consulta, he escuchado muchas excusas para evitar los chequeos:

- «No tengo tiempo». Sin embargo, dedicar una hora al año a tu salud puede regalarte años de vida y es menos tiempo del que dedicas a ver una serie. Siempre será mejor prevenir que curar.

- «Me da miedo saber si algo está mal». Es normal tener miedo, pero piensa: ¿qué da más miedo?, ¿detectar un problema a tiempo o afrontarlo cuando ya no hay vuelta atrás?
- «Me encuentro bien, no lo necesito». Pero la mitad de las personas con hipertensión no saben que la tienen y, en realidad, que te encuentres bien y no tengas síntomas no siempre significa que esté todo bien.

¿Y cuáles son estas pruebas clave? Te las explicaré con ejemplos prácticos para que puedas imaginártelas mejor:

- Medir la presión arterial: es como revisar la presión de las ruedas de tu coche. Si está muy alta, el riesgo de «reventón» (infarto o ictus) es real.
- Peso y perímetro abdominal: más que un número, es un indicador de salud metabólica. El exceso de grasa abdominal es como cargar el maletero del coche con peso innecesario: tarde o temprano afecta al rendimiento.

- Análisis de sangre: tus niveles de colesterol y azúcar son como los niveles de aceite del motor. Si están fuera de rango, afecta a todo el sistema de funcionamiento del coche.

- Electrocardiograma: imagina que es el test que estudia el buen funcionamiento de la instalación eléctrica de tu casa. Detecta cualquier problema en los «cables» del corazón, como un «escáner para el cableado eléctrico».

- Pruebas adicionales según el caso: si es necesario, puede indicarse un ecocardiograma, que es una ecografía del corazón destinada a estudiar soplos o si hay problemas de funcionamiento en las válvulas, si el tamaño es el adecuado o, por el contrario, es demasiado grande y se ha «debilitado», o si funciona correctamente o «va forzado». A veces, también es necesaria una prueba de esfuerzo para detectar, entre otros, algunas arritmias durante el esfuerzo o sufrimiento cardíaco. En casos de palpitaciones frecuentes o sospecha de arritmias, solemos indicar un Holter de arritmias o de electrocardiograma (ECG) de veinticuatro horas para confirmarlas o descartarlas. Y si hay dudas en el diagnóstico de hipertensión por el efecto «bata blanca» (se eleva la presión arterial al acudir a consulta), o bien hay que ajustar el tratamiento farmacológico, es útil un Holter de presión arterial de veinticuatro horas. Según cada caso particular, serán necesarias, en ocasiones, otras pruebas, como una tomografía axial computarizada coronaria (TAC), una resonancia cardíaca, un estudio electrofisiológico o una coronariografía.

Sin duda, tu corazón trabaja para ti, latiendo día y noche, incluso cuando duermes. Los chequeos médicos son tu oportunidad de agradecerle, de cuidarlo, de asegurarte de que te seguirá acompañando durante muchos años más. Porque cuidarte no es solo un acto de amor propio, es un regalo para quienes te rodean. La salud no es algo que debamos dar por hecho; es algo que construimos cada día con nuestras decisiones. Elige cuidar de ti.

Mensajes clave

- Los chequeos no son una pérdida de tiempo, son un regalo y una inversión en tu vida y tu futuro.

- La prevención siempre será menos costosa en términos económicos y emocionales que el tratamiento.

- Conocer tu salud es el primer paso para cuidarte y prevenir problemas mayores.

- Tu corazón trabaja para ti a tiempo completo, 24/7. Dedica al menos una vez al año para revisarlo, igual que haces con tu coche.

20

Tengo una enfermedad del corazón: ¿qué puedo hacer?

El caso de María:

«El día que mi vida cambió»

Cuando le dije a María que sufría una angina de pecho, su rostro se llenó de incredulidad. «Pero si yo nunca me he sentido realmente mal», repetía mientras miraba mi informe médico. La noticia la dejó paralizada. Durante días evitó hablar del tema.

Una tarde, su marido, viendo su angustia, la llevó a dar un paseo por el parque. «Querida, esto no tiene por qué ser el fin de nada. Vamos a afrontarlo juntos, como siempre hemos hecho», le dijo con ternura. Ese fue el primer paso. María empezó poco a poco: pequeños cambios en su dieta, ejercicios suaves y asistencia puntual a sus citas médicas. Tres años después, con una sonrisa que ilumina su rostro, María recuerda aquel diagnóstico no como un castigo, sino como una segunda oportunidad. «Ese día aprendí a priorizarme, a quererme y a cuidarme», dice ahora con orgullo.

Recibir un diagnóstico de enfermedad cardiovascular es como una tormenta inesperada: te tambalea, te asusta y, en ocasiones, te deja sin palabras. Es normal, puede generarte miedo, incertidumbre o incluso culpa. Sin embargo, este momento, por difícil que sea, también puede significar una nueva oportunidad para cambiar y transformar tu vida a mejor.

Aceptar lo que ocurre no significa rendirse, sino tomar las riendas. Piensa en tu cuerpo como en un árbol que ha sido golpeado por el fuerte viento. Aunque algunas ramas puedan estar dañadas, con el cuidado adecuado, ese árbol puede volver a florecer, más fuerte y resiliente que nunca.

Por tanto, tras un diagnóstico de enfermedad cardiovascular, lo más importante es aceptar lo que nos ha ocurrido y, acto seguido, ponerse manos a la obra y valorar los cambios que podemos hacer para que no nos vuelva a suceder. También la confianza en nuestro equipo médico es esencial, poder explicarles nuestras dudas y sentirnos apoyados, así como seguir sus indicaciones y pautas de tratamiento y/o seguimientos recomendados.

El camino hacia la salud del corazón no es un destino lejano, sino una serie de decisiones que tomamos día tras día. Y, tras un evento cardiovascular, con más urgencia debemos restaurar los cimientos y las bases que sirven de soporte para que nuestro corazón, mente y cuerpo estén en equilibrio. Así, cada pequeño gesto, cada elección, se convierte en un paso hacia un bienestar duradero. Y, al final, la clave del cambio está en cómo nutrimos esos pilares fundamentales que nos permiten vivir plenamente. Así, las bases del cambio se fundamentan en un buen estilo de vida que elimine o neutralice los factores que nos han llevado a la enfermedad.

Por tanto, restaurar la salud del corazón tras un evento cardíaco implica modificar nuestro estilo de vida y adoptar aquellos cambios que lo fortalezcan. Al final, la salud es el reflejo de cómo vivimos nuestra vida, cómo nos cuidamos a nosotros mismos y cómo nos relacionamos con los demás. No se trata de milagros, sino de decisiones diarias. Y al igual que un árbol crece desde sus raíces, tu salud comienza con estos cimientos: alimentación adecuada, movimiento, sueño y descanso de calidad, gestión del estrés y buenas conexiones sociales y con la naturaleza. Y, por supuesto, abandonar o evitar los tóxicos que nos dañan, como el tabaco y el alcohol. Si logras integrar estos hábitos en tu vida, la salud de tu corazón mejorará y con el resto de las pautas farmacológicas indicadas por tu equipo médico podrás disfrutar de una vida larga y de calidad.

La salud del corazón es el reflejo de cómo vivimos nuestra vida, cómo nos cuidamos a nosotros mismos y cómo nos relacionamos con los demás.

Cada día, la ciencia avanza más y de forma constante, desarrollándose nuevos tratamientos y procedimientos efectivos que mejoran la calidad de vida de quienes afrontan enfermedades cardiovasculares. Medicamentos innovadores como, por ejemplo, los ARNI (sacubitrilo/valsartán) han supuesto una revolución en el tratamiento de la insuficiencia cardíaca, lo mismo que los inhibidores de SGLT2 como la empagliflozina o la dapagliflozina, diseñados originalmente para la diabetes, pero que ahora son fundamentales para la insuficiencia cardíaca y la protección renal. O el inclisiran, que reduce el c-LDL de forma notable y sostenida.

Hay también nuevos procedimientos intervencionistas, como los *stents* bioabsorbibles que abren las arterias bloqueadas y luego se descomponen de forma natural; o los marcapasos sin cables, que son dispositivos más pequeños, menos invasivos y tienen un menor riesgo de infección, y las válvulas percutáneas, también llamadas TAVI, que sustituyen las válvulas nativas dañadas sin necesidad de cirugía «a corazón abierto», lo que conlleva menos complicaciones y menor tiempo de recuperación.

En el campo de la rehabilitación cardíaca se han constituido programas multidisciplinarios que combinan ejercicio, educación y apoyo emocional, tan importantes en la recuperación de infartos graves.

El caso de Juana:
«Mi vida tras el infarto»

Juana, de cincuenta y cinco años, tras superar un infarto de miocardio grave en el que perdió gran parte de la función de su corazón, encontró en el grupo de rehabilitación un espacio de esperanza. «Aprendí que la vida no termina con un diagnóstico, solo cambia, y a veces, aunque parezca increíble, a mejor», dice emocionada.

El apoyo médico y emocional es clave. Tu equipo médico está ahí para ayudarte a recorrer este camino. No estás solo: habla con tu cardiólogo, plantea tus dudas y confía en el plan que diseñéis juntos. Además, la familia y los amigos juegan un papel fundamental. Compartir tus miedos y avances con ellos puede ser un bálsamo para el alma. El corazón, como tú, es resiliente. Puede haber soportado grandes desafíos, pero con cuidado, determinación y amor tiene la capacidad de fortalecerse y seguir adelante. Cada día es una nueva oportunidad y siempre puedes empezar de nuevo. Tu vida no se mide en años, sino en la calidad con la que eliges vivir cada uno de ellos.

Mensajes clave

- Un diagnóstico cardiovascular es una oportunidad para comenzar de nuevo.
- Pequeños cambios en tus hábitos diarios pueden tener un impacto enorme en tu vida.

- Confía en tu equipo médico y apóyate en tus seres queridos.

- Tu actitud lo cambia todo; el cambio empieza en la mente.

Epílogo

Cuidar tu corazón:
un viaje para toda la vida

Hace años, en una de mis primeras guardias como cardióloga, conocí a Antonio, un hombre de sesenta y dos años
que llegó a urgencias tras sufrir un infarto. Mientras lo
estabilizábamos, me miró y me dijo con una mezcla de
miedo y arrepentimiento: «Doctora, nunca pensé que esto
me pasaría a mí. Si pudiera volver atrás, cuidaría más mi
corazón». Esta frase me quedó grabada a fuego, y desde
entonces la he escuchado una y otra vez a lo largo de mi
carrera.

Tal vez tú también lo hayas pensado en algún momento: «¿Por qué no empecé antes?». Pero la buena noticia es que nunca es demasiado tarde. El corazón tiene una capacidad asombrosa de adaptarse y fortalecerse. Cuidarlo no es un destino, sino un viaje que se vive día a día. Y tú, al llegar hasta aquí, ya has dado el primer paso: tomar conciencia y decidir cuidarte.

A lo largo de este libro hemos explorado los pilares fundamentales para un corazón sano: la alimentación, el ejercicio, el sueño y el descanso, la gestión del estrés, las relaciones personales, la conexión con la naturaleza y la comprensión de nuestro cuerpo como un todo. Ahora es el momento de llevar ese conocimiento a la acción. Y no, no necesitas hacerlo todo a la vez. Basta con pequeñas decisiones diarias: salir a caminar, elegir alimentos reales en lugar de ultraprocesados, dormir mejor o simplemente dedicar cinco minutos a respirar profundamente. Esos gestos, que parecen insignificantes, son como gotas constantes que, con el tiempo, crean un océano de bienestar.

Porque, al final, no se trata solo de sumar años a la vida, sino de sumar vida a los años. ¿De qué sirven los años si no puedes disfrutarlos plenamente? La verdadera riqueza está en seguir disfrutando de quienes amas, en los momentos compartidos, en los sueños que aún quedan por cumplir y en la energía con la que afrontas cada día. Tu corazón es el motor de tu vida, y cuidarlo es la mejor forma de asegurarte de que puedas seguir viviendo con intensidad y plenitud.

Este libro ha sido mi manera de acompañarte en este viaje, de tenderte la mano y compartir lo que he aprendido de mis pacientes, que son los que me enseñan cada día que nunca es tarde para empezar. Quiero agradecerte, de todo corazón, el tiempo que has dedicado a leer estas páginas. Sé que tu día a día está lleno de compromisos, y elegir cuidarte es un acto de valentía y amor propio. Habrá días en los que te sientas abrumado o pienses que el camino es difícil, pero recuerda: tu corazón es resiliente, y tú también. Lo que importa no es cuántas veces te detengas, sino cuántas decidas seguir adelante. Y siempre será mejor dar un pequeño paso que no hacer nada por esperar el momento perfecto. No te enfoques en lo que no has hecho, sino en cada pequeño gesto que suma bienestar a tu vida.

Tu corazón no solo es un órgano vital; es el centro de tus emociones, de tus sueños y de tu historia. Cuidarlo es un regalo que te haces a ti mismo y a quienes te rodean. Cada elección consciente que hagas hoy será el legado de bienestar que disfrutarás mañana.

Quiero dejarte con esta reflexión: «El corazón no solo nos da vida, nos da tiempo. Y cómo uses ese tiempo depende de ti. Cuídalo, porque en cada latido late tu historia».

Gracias por permitirme acompañarte en este viaje. Lo mejor está por venir, y empieza aquí, con tu decisión de elegirte a ti y a tu salud.

Con todo mi cariño,

MAGDALENA PERELLÓ

Notas

1. Ornish, D.; L. W. Scherwitz; J. H. Billings, *et al.*, «Intensive lifestyle changes for reversal of coronary heart disease», *JAMA*, vol. 280, n.º 23, 1998, pp. 2001-2007. <https://doi.org/10.1001/jama.280.23.2001>.

2. Ornish, D.; S. E. Brown; L. W. Scherwitz, *et al.*, «Can lifestyle changes reverse coronary heart disease? The Lifestyle Heart Trial», *The Lancet*, vol 336, n.º 8708, 1990, pp. 129-133. <https://doi.org/10.1016/0140-6736(90)91656-u>.

3. Yusuf, S.; S. Hawken; S. Ounpuu, *et al.*, & INTERHEART Study Investigators, «Effect of potentially modifiable risk factors associated with myocardial infarction in 52 countries (the INTERHEART study):

Case-control study», *The Lancet*, vol. 364, n.º 9438, 2004, pp. 937-952. <https://doi.org/10.1016/S0140-6736(04)17018-9>.

4. GBD 2019 Risk Factors Collaborators, «Global burden of 87 risk factors in 204 countries and territories, 1990-2019: A systematic analysis for the Global Burden of Disease Study 2019», *The Lancet*, vol. 396, n.º 10258, 2020, pp. 1223-1249. <https://doi.org/10.1016/S0140-6736(20)30752-2>.

5. Banegas, J. R.; M. Sánchez-Martínez; T. Gijón-Conde, *et al.*, «Cifras e impacto de la hipertensión arterial en España», *Revista Española de Cardiología*, vol. 77, n.º 9, 2024, pp. 767-778.

6. Ettehad, D.; C. A. Emdin; A. Kiran, *et al.*, «Blood pressure lowering for prevention of cardiovascular disease and death: A systematic review and meta-analysis», *The Lancet*, vol. 387, n.º 10022, 2016, pp. 957-967.

7. Mortensen, M. B.; O. Dzaye; H. E. Bøtker, *et al.*, «Low-density lipoprotein cholesterol is predominantly associated with atherosclerotic cardiovascular disease events in patients with evidence of coronary

atherosclerosis: The Western Denmark Heart Registry», *Circulation*, vol. 147, n.º 14, 2023, pp. 1053-1063. <https://doi.org/10.1161/CIRCULATIONAHA.122.061010>.

8. Marston, N. A.; R. P. Giugliano; J. G. Park, *et al.*, «Cardiovascular benefit of lowering low-density lipoprotein cholesterol below 40 mg/dl», *Circulation*, vol. 144, n.º 21, 2021, pp. 1732-1734. <https://doi.org/10.1161/CIRCULATIONAHA.121.056536>.

9. Bhatia, H. S.; S. Wandel; P. Willeit, *et al.*, «Independence of lipoprotein(a) and low-density lipoprotein cholesterol-mediated cardiovascular risk: A participant-level meta-analysis», *Circulation*, vol. 151, n.º 4, 2025, pp. 312-321. <https://doi.org/10.1161/CIRCULATIONAHA.124.069556>.

10. Visseren, F. L. J.; F. Mach; Y. M. Smulders, *et al.*, ESC National Cardiac Societies, & ESC Scientific Document Group, «2021 ESC guidelines on cardiovascular disease prevention in clinical practice», *European Heart Journal*, vol. 42, n.º 34, 2021, pp. 3227-3337. <https://doi.org/10.1093/eurheartj/ehab484>.

Erratum: Visseren, F. L. J.; F. Mach; Y. M. Smulders, *et al.*, Erratum in: *European Heart Journal*, 43 (42), 2022, p. 4468. <https://doi.org/10.1093/eurheartj/ehac458>.

11. Sabatine, M. S.; S. D. Wiviott; K. Im, *et al.*, «Efficacy and safety of further lowering of low-density lipoprotein cholesterol in patients starting with very low levels: A meta-analysis», *JAMA Cardiology*, vol 3, n.º 9, 2018, pp. 823-828. <https://doi.org/10.1001/jamacardio.2018.2258>.

12. Ogurtsova, K.; L. Guariguata; N. C. Barengo, *et al.*, «IDF diabetes atlas: Global estimates of undiagnosed diabetes in adults for 2021», *Diabetes Research and Clinical Practice*, 183, 2022, pp. 109-118. <https://doi.org/10.1016/j.diabres.2021.109118>.

13. Donath, M. y S. Shoelson, «Type 2 diabetes as an inflammatory disease», *Nature Reviews Immunology*, vol. 11, n.º 2, 2011, pp. 98-107. <https://doi.org/10.1038/nri2925>

14. Libby, P.; P. M. Ridker, y A. Maseri, *et al.*, «Inflammation and atherosclerosis», *Circulation*, vol. 105, n.º 9, 2002, pp. 1135-1143. <https://doi.org/10.1161/hc0902.104353>.

15. Lavie, C. J.; A. Sharma; M. A. Alpert, *et al.*, «Update on obesity and obesity paradox in heart failure», *Progress in Cardiovascular Diseases*, vol. 58, n.º 4, 2016, pp. 393-400. <https://doi.org/10.1016/j.pcad.2015.12.003>.

16. Powell-Wiley, T. M.; P. Poirier; L. E. Burke, *et al.*, & American Heart Association Council on Lifestyle and Cardiometabolic Health; Council on Cardiovascular and Stroke Nursing; Council on Clinical Cardiology; Council on Epidemiology and Prevention; and Stroke Council, «Obesity and cardiovascular disease: A scientific statement from the American Heart Association», *Circulation*, vol. 143, n.º 21, 2021, pp. E984-e1010. <https://doi.org/10.1161/CIR.0000000000000973>.

17. Lopez-Jimenez, F.; W. Almahmeed; H. Bays, *et al.*, «Obesity and cardiovascular disease: Mechanistic insights and management strategies. A joint position paper by the World Heart Federation and World Obesity Federation», *European Journal of Preventive Cardiology*, vol. 29, n.º 16, 2022, pp. 2218-2237. <https://doi.org/10.1093/eurjpc/zwac187>.

18. Eaton, C. B., «Sedentary behavior and risk of cardio-

vascular disease», *Journal of the American College of Cardiology*, vol. 85, n.° 5, 2025, pp. 487-488. <https://doi.org/10.1016/j.jacc.2024.11.002>.

19. Paffenbarger, R. S. Jr.; S. N. Blair, e I. M. Lee, «A history of physical activity, cardiovascular health and longevity: The scientific contributions of Jeremy N. Morris, dsc, DPH, FRCP», *International Journal of Epidemiology*, vol. 30, n.° 5, 2001, pp. 1184-1192. <https://doi.org/10.1093/ije/30.5.1184>.

20. Carter, S.; Y. Hartman; S. Holder, *et al.*, «Sedentary behavior and cardiovascular disease risk: Mediating mechanisms», *Exercise and Sport Sciences Reviews*, vol. 45, n.° 2, 2017, pp. 80-86. <https://doi.org/10.1249/JES.0000000000000106>.

21. Young, D. R.; M. F. Hivert; S. Alhassan, *et al.*, & Physical Activity Committee of the Council on Lifestyle and Cardiometabolic Health, Council on Clinical Cardiology, Council on Epidemiology and Prevention, Council on Functional Genomics and Translational Biology, & Stroke Council, «Sedentary behavior and cardiovascular morbidity and mortality:

A science advisory from the American Heart Association», *Circulation*, vol. 134, n.º 13, 2016, pp. E262-e279. <https://doi.org/10.1161/CIR.0000000000000440>.

22. Owen, N.; G. N. Healy; C. E. Matthews, *et al.*, «Too much sitting: The population health science of sedentary behavior», *Exercise and Sport Sciences Reviews*, vol. 38, n.º 3, 2010, pp. 105-113. <https://doi.org/10.1097/JES.0b013e3181e373a2>.

23. World Health Organization, *Physical Activity: Fact Sheet*, World Health Organization, 2018. Recuperado de <https://www.who.int/news-room/fact-sheets/detail/physical-activity>.

24. World Health Organization, *Tobacco Fact Sheet*, World Health Organization, 2021. Recuperado de <https://www.who.int/news-room/fact-sheets/detail/tobacco>.

25. Glantz, S. A., *The Cigarette Papers*, University of California Press, 1996.

26. Ambrose, J. A., y R. S. Barua, «The pathophysiology of cigarette smoking and cardiovascular disease: An update», *Journal of the American College of Cardio-*

logy, vol. 43, n.º 10, 2004, pp. 1731-1737. <https://doi.org/10.1016/j.jacc.2003.12.047>.

27. Hackshaw, A.; J. K. Morris; S. Boniface, *et al.*, «Low cigarette consumption and risk of coronary heart disease and stroke: Meta-analysis of 141 cohort studies in 55 study reports», *British Medical Journal*, n.º 360, 2018, j5855. <https://doi.org/10.1136/bmj.j5855>.

28. Khoramdad, M.; A. Vahedian-Azimi; L. Karimi, *et al.*, «Association between passive smoking and cardiovascular disease: A systematic review and meta-analysis», *IUBMB Life*, vol. 72, n.º 4, 2020, pp. 677-686. <https://doi.org/10.1002/iub.2207>.

29. National Center for Chronic Disease Prevention and Health Promotion (US) Office on Smoking and Health, *The Health Consequences of Smoking. 50 Years of Progress: A Report of the Surgeon General*, Centers for Disease Control and Prevention, 2014. <https://www.ncbi.nlm.nih.gov/books/NBK294307/>.

30. World Health Organization, *WHO Report on the Global Tobacco Epidemic, 2021: Addressing New and Emerging Products*, World Health Organization,

2021. <https://www.who.int/publications/i/item/9789240032095>.

31. Fuster, V., ed., *Hurst's the Heart* (14.ª ed.), Nueva York, McGraw-Hill Education, 2017.

32. El Khoudary, S. R.; B. Aggarwal; T. M. Beckie, *et al.*, American Heart Association Prevention Science Committee of the Council on Epidemiology and Prevention, & Council on Cardiovascular and Stroke Nursing, «Menopause transition and cardiovascular disease risk: Implications for timing of early prevention: A scientific statement from the American Heart Association», *Circulation*, vol. 142, n.º 25, 2020, pp. E506-e532. <https://doi.org/10.1161/CIR.0000000000000912>.

33. British Heart Foundation, «Women are 50% more likely than men to be given incorrect diagnosis following a heart attack», British Heart Foundation (30 de agosto de 2016). Recuperado de <https://www.bhf.org.uk/what-we-do/news-from-the-bhf/news-archive/2016/august/women-are-50-per-cent-more-likely-than-men-to-be-given-incorrect-diagnosis-following-a-heart-attack>.

34. Lloyd-Jones, D. M.; B. H. Nam; R. B. D'Agostino, *et al.*,

«Parental cardiovascular disease as a risk factor for cardiovascular disease in middle-aged adults: A prospective study of parents and offspring», *JAMA,* vol. 291, n.º 18, 2004, pp. 2204-2211. <https://doi.org/10.1001/jama.291.18.2204>.

35. Ellison, D. H., «Genetic risk, lifestyle, and coronary artery disease», *The New England Journal of Medicine*, vol. 376, n.º 12, 2017, p. 1194. <https://doi.org/10.1056/nejmc1700362>.

36. Khera, A. V.; C. A. Emdin; L. Drake, *et al.*, «Genetic risk, adherence to a healthy lifestyle, and coronary disease», *The New England Journal of Medicine*, vol. 375, n.º 24, 2016, pp. 2349-2358. <https://doi.org/10.1056/nejmoa1605086>.

37. Scarmozzino, F.; A. Poli, y F. Visioli, «Microbiota and cardiovascular disease risk: A scoping review», *Pharmacological Research*, vol. 159, 2020, p. 104952. <https://doi.org/10.1016/j.phrs.2020.104952>.

38. Logan, W. P., «Mortality in the London fog incident, 1952», *The Lancet*, vol. 1, n.º 6755, 1953, pp. 336-338. <https://doi.org/10.1016/s0140-6736(53)91012-5>.

39. World Health Organization (WHO), «Air pollution and health», World Health Organization, 2021. <https://www.who.int/news-room/fact-sheets/detail/ambient-(outdoor)-air-quality-and-health>.

40. Ridker, P. M., «Clinical application of C-reactive protein for cardiovascular disease detection and prevention», *Circulation*, vol. 107, n.° 3, 2003, pp. 363-369. <https://doi.org/10.1161/01.cir.0000053730.47739.3c>.

41. Blake, G. J., y P. M. Ridker, «C-reactive protein and other inflammatory risk markers in acute coronary syndromes», *Journal of the American College of Cardiology*, vol. 41, n.° 4 (supl. S), 2003, pp. 37S-42S. <https://doi.org/10.1016/s0735-1097(02)02953-4>.

42. Danesh, J.; J. G. Wheeler; G. M. Hirschfield, *et al.*, «C-reactive protein and other circulating markers of inflammation in the prediction of coronary heart disease», *The New England Journal of Medicine*, vol. 350, n.° 14, 2004, pp. 1387-1397. <https://doi.org/10.1056/nejmoa032804>.

43. Estruch, R.; E. Ros; J. Salas-Salvadó, *et al.*, PREDIMED Study Investigators, «Primary prevention of cardiovas-

cular disease with a Mediterranean diet», *The New England Journal of Medicine*, vol. 368, n.º 14, 2013, pp. 1279-1290. <https://doi.org/10.1056/nejmoa1200303>.

44. De Lorgeril, M.; P. Salen; J. L. Martin, *et al*., «Mediterranean diet, traditional risk factors, and the rate of cardiovascular complications after myocardial infarction: Final report of the Lyon Diet Heart Study», *Circulation*, vol. 99, n.º 6, 1999, pp. 779-785. <https://doi.org/10.1161/01.cir.99.6.779>.

45. Naghshi, S.; O. Sadeghi; W. C. Willett, *et al*., «Dietary intake of total, animal, and plant proteins and risk of all-cause, cardiovascular, and cancer mortality: Systematic review and dose-response meta-analysis of prospective cohort studies», *BMJ*, 370, 2020, p. M2412. <https://doi.org/10.1136/bmj.m2412>.

46. Dybvik, J. S.; M. Svendsen, y D. Aune, «Vegetarian and vegan diets and the risk of cardiovascular disease, ischemic heart disease and stroke: A systematic review and meta-analysis of prospective cohort studies», *European Journal of Nutrition*, vol. 62, n.º 1, 2023, pp. 51-69. <https://doi.org/10.1007/s00394-022-02942-8>.

47. Satija, A.; S. N. Bhupathiraju; D. Spiegelman, *et al.*, «Healthful and unhealthful plant-based diets and the risk of coronary heart disease in U.S. adults», *Journal of the American College of Cardiology*, vol. 70, n.º 4, 2017, pp. 411-422. <https://doi.org/10.1016/j.jacc.2017.05.047>.

48. Li, J.; D. H. Lee; J. Hu, *et al.*, «Dietary inflammatory potential and risk of cardiovascular disease among men and women in the U.S.», *Journal of the American College of Cardiology*, vol. 76, n.º 19, 2020, pp. 2181-2193. <https://doi.org/10.1016/j.jacc.2020.09.535>.

49. Schulze, M. B.; K. Hoffmann; J. E. Manson, *et al.*, «Dietary pattern, inflammation, and incidence of type 2 diabetes in women», *The American Journal of Clinical Nutrition*, vol. 82, n.º 3, 2005, pp. 675-684. <https://doi.org/10.1093/ajcn.82.3.675>.

50. Ajoolabady, A.; D. Pratico; L. Lin, *et al.*, «Inflammation in atherosclerosis: Pathophysiology and mechanisms», *Cell Death & Disease*, vol. 15, n.º 11, 2024, p. 817. <https://doi.org/10.1038/s41419-024-07166-8>.

51. Rew, L.; M. D. Harris, y J. Goldie, *et al.*, «The

ketogenic diet: its impact on human gut microbiota and potential consequent health outcomes: A systematic literature review», *Gastroenterology and Hepatology from Bed to Bench*, vol. 15, n.° 4, 2022, pp. 326-342. <https://doi.org/10.22037/ghfbb.v15i4.2600>.

52. Holscher, H. D., «Diet affects the gastrointestinal microbiota and health», *Journal of the Academy of Nutrition and Dietetics*, vol. 120, n.° 4, 2020, pp. 495-499. <https://doi.org/10.1016/j.jand.2019.12.016>.

53. Moore, S. C.; I. M. Lee; E. Weiderpass, *et al.*, «Association of leisure-time physical activity with risk of 26 types of cancer in 1.44 million adults», *JAMA Internal Medicine*, vol. 176, n.° 6, 2016, pp. 816-825. <https://doi.org/10.1001/jamainternmed.2016.1548>.

54. Paluch, A. E.; K. P. Gabriel; J. E. Fulton, *et al.*, «Steps per day and all-cause mortality in middle-aged adults in the Coronary Artery Risk Development in Young Adults study», *JAMA Network Open*, vol. 4, n.° 9, 2021, p. E2124516. <https://doi.org/10.1001/jamanetworkopen.2021.24516>.

55. Pelliccia, A.; S. Sharma; S. Gati, *et al.*, *Guía ESC 2020 sobre cardiología del deporte y el ejercicio en pacientes con enfermedad cardiovascular*, European Society of Cardiology, 2020. <https://doi.org/10.1093/eurheartj/ehaa605>.

56. Kuehn, B. M., «Sleep duration linked to cardiovascular disease», *Circulation*, vol. 139, n.° 21, 2019, pp. 2483-2484. <https://doi.org/10.1161/CIRCULATIONAHA.119.041278>.

57. Kwok, C. S.; E. Kontopantelis; G. Kuligowski, *et al.*, «Self-reported sleep duration and quality and cardiovascular disease and mortality: A dose-response meta-analysis», *Journal of the American Heart Association*, vol. 7, n.° 15, 2018, p. E008552. <https://doi.org/10.1161/JAHA.118.008552>. PMID: 30371228; PMCID: PMC6201443.

58. Eshera, Y. M.; L. Gavrilova, y J. W. Hughes, «Sleep is essential for cardiovascular health: An analytic review of the relationship between sleep and cardiovascular mortality», *American Journal of Lifestyle Medicine*, vol. 18, n.° 3, 2023, pp. 340-350. <https://doi.org/10.

1177/15598276231211846>. PMID: 38737888; PM-CID: PMC11082862.

59. Sofi, F.; F. Cesari; A. Casini, *et al.*, «Insomnia and risk of cardiovascular disease: A meta-analysis», *European Journal of Preventive Cardiology*, vol. 21, n.º 1, 2014, pp. 57-64. <https://doi.org/10.1177/2047487312460020>.

60. Yeghiazarians, Y.; H. Jneid; J. R. Tietjens, *et al.*, «Obstructive sleep apnea and cardiovascular disease: A scientific statement from the American Heart Association», *Circulation*, vol. 144, n.º 3, 2021, pp. E56-e67. <https://doi.org/10.1161/CIR.0000000000000988>.

61. Yamada, T.; K. Hara; N. Shojima, *et al.*, «Daytime napping and the risk of cardiovascular disease and all-cause mortality: A prospective study and dose-response meta-analysis», *Sleep*, vol. 38, n.º 12, 2015, pp. 1945-1953. <https://doi.org/10.5665/sleep.5246>.

62. Boehm, J. K., y L. D. Kubzansky, «The heart's content: The association between positive psychological well-being and cardiovascular health», *Psychological Bulletin*, vol. 138, n.º 4, 2012, pp. 655-691. <https://doi.org/10.1037/a0027448>.

63. Dimsdale, J. E., «Psychological stress and cardiovascular disease», *Journal of the American College of Cardiology*, vol. 51, n.º 13, 2008, pp. 1237-1246. <https://doi.org/10.1016/j.jacc.2007.12.024>.

64. Craighead, D. H.; T. C. Heinbockel; K. A. Freeberg, *et al.*, «Time-efficient inspiratory muscle strength training lowers blood pressure and improves endothelial function, NO bioavailability, and oxidative stress in midlife/older adults with above-normal blood pressure», *Journal of the American Heart Association*, vol. 10, n.º 13, 2021, p. E020980. <https://doi.org/10.1161/JAHA.121.020980>.

65. Zhang, X. F.; R. N. Li; J. L. Deng, *et al.*, «Effects of mindfulness-based interventions on cardiovascular risk factors: An umbrella review of systematic reviews and meta-analyses», *Journal of Psychosomatic Research*, vol. 177, 2024, p. 111586. <https://doi.org/10.1016/j.jpsychores.2023.111586>.

66. Schneider, R. H.; C. E. Grim; M. V. Rainforth, *et al.*, «Stress reduction in the secondary prevention of cardiovascular disease: Randomized, controlled trial of

transcendental meditation and health education in Blacks», *Circulation: Cardiovascular Quality and Outcomes*, vol. 5, n.° 6, 2012, pp. 750-758. <https://doi.org/10.1161/CIRCOUTCOMES.112.967406>.

67. Wahlstrom, M.; M. Rydell Karlsson; J. Medin, *et al.*, «Effects of yoga in patients with paroxysmal atrial fibrillation - A randomized controlled study», *European Journal of Cardiovascular Nursing*, vol. 16, n.° 1, 2017, pp. 57-63. <https://doi.org/10.1177/1474515116 637734>.

68. Waldinger, R. J., y G. E. Vaillant, *The Harvard Study of Adult Development: A 75-year longitudinal study on adult life and happiness*, Harvard Medical School, 2017.

69. Waldinger, R. J., y G. E. Vaillant, *Good genes are nice, but joy is better*, Harvard Medical School, 2017. <https://Over nearly 80 years, Harvard study has been showing how to live a healthy and happy life — Harvard Gazette>.

70. Chen, H.; R. T. Burnett; L. Bai, *et al.*, «Residential greenness and cardiovascular disease incidence, read-

mission, and mortality», *Environmental Health Perspectives*, vol. 128, n.º 8, 2020, p. 87005. <https://doi.org/10.1289/EHP6161>.

71. Tsunetsugu, Y.; B. J. Park, e Y. Miyazaki, *et al.*, «Trends in research related to "Shinrin-yoku" (taking in the forest atmosphere or forest bathing) in Japan», *Environmental Health and Preventive Medicine*, vol. 15, n.º 1, 2010, pp. 27-37. <https://doi.org/10.1007/s12199-009-0091-z>.

72. Li, Q.; K. Morimoto; A. Nakadai, *et al.*, «Forest bathing enhances human natural killer activity and expression of anti-cancer proteins», *International Journal of Immunopathology and Pharmacology*, vol. 20, n.º 2 (supl. 2), 2007, pp. 3-8. <https://doi.org/10.1177/03946320070200S202>.

73. Piepoli, M. F.; A. W. Hoes; S. Agewall, *et al.*, «2021 ESC Guidelines on cardiovascular disease prevention in clinical practice», *European Heart Journal*, vol. 42, n.º 34, 2021, pp. 3227-3274. <https://doi.org/10.1093/eurheartj/ehab484>.